「家族」を変える体外受精

「生殖補助医療法」は機能するか

浅井美智子
ASAI Michiko

大阪公立大学出版会

はじめに

　2020年（令和２年）12月、「生殖補助医療の提供等及びこれにより出生した子の親子関係に関する民法の特例に関する法律」が制定された。この法により、日本国内で精子、卵子、胚の提供による生殖が法的に可能となった。つまり、1949年以来行われてきた提供精子による人工授精（AID）が初めて法的に容認されたことになる。加えて、1983年以来、法的に婚姻した夫婦に実施されてきた体外受精だが、提供された精子・卵子・胚によるものも可能となった。おおむね２年を目途に必要な措置が講ぜられるとしているが、精子・卵子・胚の提供に関する規制や提供や斡旋に関する規制のあり方、提供者や生まれた子どもに関する情報の保存や管理、開示のあり方などは、2022年11月現在、検討事項のままである。

　生殖医療を牽引してきた日本産科婦人科学会は、2006年に出された「日本産科婦人科学会会告」以来、提供配偶子（精子・卵子）、提供胚による体外受精、代理出産を認めてこなかった。初めてできた生殖補助医療法では、代理出産以外が容認されており、同学会は新たな問題に直面し、2022年１月から２月にかけてパブリックコメントを求めた。さらに2023年１月にも同様のコメントを求めている。

　初めてできた「生殖補助医療法」だが、そのシステムを欠いたままでは第三者が介在する生殖補助医療を行うことはできない。たしかに日本国内では、無法状態のまま、1949年以降、提供精子による人工授精（AID）は公然と行われてきたし、JISART（日本生殖補助医療標準化機関）[1]は、2007年から提供された精子や卵子による人工生殖を行ってきた。2022年10月末までに非配偶者間生殖により75人の出生をみている。この法律が認めた非配偶者間生殖の具体的な運用は、JISARTが牽引していくことになるのか、日本産科婦人科学会が独自にそのシステム[2]を構築するのか不明である。

　また、この法には、二つの重要な問題がある。第一は、精子・卵子・受精卵の提供者の法的位置・情報の管理、また健康被害の救済について何もなされていないことである。これは、日本産科婦人科学会が提示した独自のシス

テムも同様である。第二に、生まれた子どもへの情報開示の有無や開示する方法などは示されていない。第三者が生殖に介入する以上、これらの問題を明らかにしておくことは不可欠である。提供精子による人工授精（AID）は、そのはじめから精子の提供者を不明にしたままであった。日本では卵子や胚の提供による生殖を日本産科婦人科学会が容認してこなかったのは、卵子や受精卵はその提供者を隠蔽できないこともその理由のひとつであっただろうと私は思っている。それは戦後の日本社会の基盤が個人ではなく、家族（近代家族 modern family）を単位としてきたからである。もちろん、それまでの日本社会の主流を占めてきた家族形態（家父長的家族）がなくなったわけではないが、家父長的要素を内包した日本型の「近代家族」が形成されてきたことが、提供される生殖医療を規定してきたのではなかろうか。

　第一次産業が主流であった時代の家父長的家族は、子どものいない家族に対し、親戚から子どもを融通する（養子に出す）ことは頻繁にあった。つまり、子どもは働き手であり、将来の家の存続を担っていたからである。しかし、労働形態がサラリーマン化するとともに、家族の要素は、働く父（夫）と家事育児をする母（妻）であり、夫婦の性愛の証としての子どもとなった。つまり、家族であるためには子どもは重要なアイテムとなった[3]。また、性愛のかたちも変容したし、家族をもたない人々や子どもをもたない夫婦も珍しくなくなった。さらには、家族における家父長的要素も減少しているように見受けられる。このような家族形態、性愛のありようが変化している日本で、ようやく新たな「生殖補助医療法」が成立した。

　戦後の日本型「近代家族」が終焉を迎えつつある現在、この法律は日本人が現実に望んでいる子産みに応えられるだろうか。また、すでに地球的規模の商業ベースで行われている配偶子（精子・卵子）のやりとりを禁止するのか、しないのか。私は、この法が法として機能するためには、「近代家族」における「男女の性愛」と「子どもの位相」を振り返る必要があると考えている。また、今日の生殖医療は他者の身体、とりわけ女性の身体を侵襲するものであり、卵子や胚の提供、代理出産の正当性はあるのか、その議論なくして第三者の介在する生殖医療の臨床実施は多大な問題を産出するだけだろう。

　日本で初めて体外受精児が誕生したのは1983年である。私は1990年頃から

先端生殖医療が子産みや家族に与える影響について研究を重ねてきた。本書は、日本で展開されるようになった先端生殖医療が「日本型近代家族」や「子産み」をどのように変容させてきたのか、1996年から2005年に発表した論考を問題提起的にまとめて掲載し、初めてできた「生殖補助医療法」がいかなる家族観や生殖観によって構成されているかを明らかにしようとする試みである。なお、各章の初出とその出版年、書き下ろしなどは巻末に掲載している。

　また本書は、先端生殖技術が提起してきた新しい子産み（卵子・精子・受精卵の凍結保存、人工授精や体外受精、提供配偶子・出産など）が日本社会でどのように受け止められ、どこに向かうのかをまとめた『日本における生殖医療の最適化』（2019）の続編である。

　本書は、科学研究費助成金（（基盤研究（C）課題番号17K02083）「生殖身体（卵子・受精卵）の尊厳に関する検討（平成29年度〜令和4年度)」に依拠する研究成果である。

【注および参考・引用文献】

1　JISART（日本生殖補助医療標準化機関）ホームページ：http://jisart.jp より、最終アクセス2022.11.15。
2　日本産科婦人科学会は2021年6月、「精子・卵子・胚の提供等による生殖補助医療制度の整備に関する提案書」（提供配偶子を用いる生殖医療に関する検討委員会）を公表している。
3　「日本型近代家族」に関する論考は、拙稿「＜近代家族幻想＞からの解放をめざして」1990　江原由美子編『フェミニズム論争』勁草書房参照。

目次

第1章

....

「生殖補助医療法」は機能するか?

1．はじめに

　日本では、提供精子による人工授精（AID）児が誕生したのは1949年である。また初の体外受精児が誕生したのは1983年である。日本産科婦人科学会（以下、「日産婦会」と略記する）が体外受精に関する会告を出したのは、その３年後の1986年である。生殖を分割する人工授精や体外受精は生殖過程を分割するものであり、さまざまな欲望を喚起してきた。とくに体外受精は、提供卵子や提供胚、代理懐胎によって子どもを得ることを可能とした。

　これらの技術によって子どもをつくることに対し、長きにわたり、日本では法規制を行ってこなかった。2020年12月、ようやく「生殖補助医療法（生殖補助医療の提供等及びこれにより出生した子の親子関係に関する民法の特例に関する法律）」が制定された。このような長期にわたる無法状態の間、国内で提供卵子や提供胚による出産、代理懐胎・出産も行われた。日本国内でできないことを海外で行う人々も出てきたため、なかには国際的トラブルを引き起こす人も出てきた。また、このような状況は、第三者が介入する生殖の商業化を招き、隠れた健康被害やトラブルを生じさせてもきた。この生殖補助医療法では言及されていないが、代理懐胎出産の検討も始まっており、いずれ容認される可能性も否定できない。

　日本では、生殖補助医療に対し、なぜ法制度化がかくも遅れたのか。2003年には「厚生科学審議会生殖補助医療部会」による「厚生科学審議会報告書」、「法制審議会生殖補助医療関連親子法制部会」による「法制中間試案」が提出されたのである。しかし、ここで生殖補助医療に関する法制度化は頓挫した。それは、この法案にはなかった代理懐胎・出産が国内の一医師によっ

て行われたことと、海外で営利による代理出産が行われたことがその原因である。つまり、両者とも、法的に子どもの親が決定できない事態であったことがその大きな要因であった。また、日本では、心臓移植があれほど問題になったにもかかわらず、他者の精子や卵子、他者のつくった胚、代理出産によって子どもをつくることが倫理的に正当かどうか検討されていない。無法状態のまま、日本人は他国で卵子を購入し、商業ベースの代理出産によって子どもを得てきたのである。

　このような状況を一から仕切り直した「生殖補助医療法」がようやく成立したのは、実に2020年である。この法により提供された精子、卵子、胚による生殖が可能となり、生まれた子どもの親子関係が定められた。しかし、「法制中間試案」を頓挫させた代理懐胎・出産についてはまったく言及がない。この法が明示化したのは提供配偶子による生殖で生まれた子どもの法的位置づけのみである。どのように卵子や胚、精子を調達し、提供するかは医療関係者に委ねられている。日本で最大の産科医の組織である「日本産科婦人科学会」は、この法案に沿った医療を行うべくパブリックコメントを求め、生殖補助医療に用いられる精子・卵子や胚の提供、情報の保存や管理、また開示のあり方について検討はしている。

　しかし、2003年以来、第三者が関与する生殖補助医療に対し、つねに議論されてきたのは、「だれが親か」ということであった。このたび成立した法律はその問題には一応の答えを出した。しかし、ここには最大の問題が残されたままである。まず、第一に、配偶子や受精卵を提供した人の位置づけや健康保障などがまったく考慮されていないことである。第二に、配偶子の提供者や生まれた子に関する情報の保存や管理、開示のあり方について要検討となっている。この法は見切り発車と言わざるをえない。すでに商業ベースで、国境を越えて配偶子のやり取りは行われているのである。とりわけ卵子の提供は精子の提供とは異なり、提供者への医学的危険を内包している。また、提供配偶子を求めているのはヘテロカップルだけではない。シングルや同性カップルもそれを欲しているだろう。第三者が介在する生殖には未解決の問題が山積しているのである。

　ここでは、生殖補助医療の法制度化の動向を追いながら、日本の生殖医療

界は、提供配偶子や代理出産をどう扱ってきたのかを問い、「生命の再生産（子産み）」にどのような意識をもっているのかを検討したい。

２．「日本産科婦人科学会」の生殖観

（１）不妊治療を超出する「体外受精」

　体外受精・胚移植は、体外での受精によって作成された胚の移植という医療的介入によって妊娠に至る。つまり、この妊娠への過程は生殖過程を分割するために、さまざまな欲望を喚起する。提供卵子、提供精子、提供胚、代理懐胎・出産によって親になることができるのである。また、凍結技術の向上により死後生殖も可能である。しかし、日本では、「日本産科婦人科学会（以下、「日産婦会」と略記する）」が体外受精を「生殖補助技術」と位置づけ、不妊治療として法的婚姻関係にある夫婦に限り実施してきた。この規制は同学会の「会告」という、いわば自主規制であって法的拘束力はもっていない。それゆえ、この規制には限界があった。同学会会告はその所属医師によって破られ、また、海外で提供卵子、提供精子、提供胚、代理懐胎によって子どもを得る人々も出てきた。さらに凍結技術の向上によって死後生殖も行われた。日産婦会は1949年以来、提供精子による人工授精（AID）を無規制のまま実施してきた。その後、1983年には、日本初の体外受精児が誕生したが、それを夫婦間に限ると学会独自で規制し、AID との整合性を欠いたまま実施してきた。

　こうした状況下、ようやく生殖補助医療への法制度化へと歩み出したのは、実に1998年のことである。この年、「厚生科学審議会先端医療技術評価部会」の下に「生殖補助医療技術に関する専門委員会」が設置され、2000年に「精子・卵子・胚の提供等による生殖補助医療のあり方についての報告書」が提出された。この報告書を受け、厚生科学審議会の下に「生殖補助医療部会」が設置され、2003年までに代理懐胎を除く上記のあり方の法整備の具体化のための検討に入った。27回の審議を経て、2003年、「精子・卵子・胚の提供等による生殖補助医療制度の整備に関する報告書」（以下、「厚生審議会報告」

と略記する）がまとめられたのである。

　また、2000年の先の専門委員会の報告を受け、法務省は「法制審議会生殖補助医療関連親子法制部会」を設け、「生殖補助医療技術によって出生した子についての民法上の親子関係を規律するための法整備」の検討を開始した。同審議会は19回の審議を経て、2003年、「精子・卵子・胚の提供等による生殖補助医療により出生した子の親子関係に関する民法の特例に関する要綱中間試案」（以下、「法制中間試案」と略記する）を提示した。

　ところが、日産婦会で実施しないことになっていた代理懐胎が国内で実施され、また、アメリカ人による代理懐胎によって出生した子の親子関係をめぐる裁判などがあり、法整備は頓挫した。この時点で、「日産婦会」「法務省」「厚生労働省」は「代理懐胎出産」の法制度化への検討を諦め、代理懐胎出産の是非についての検討を法務大臣、厚生労働大臣の連名で日本学術会議へ依頼した。同会は「生殖補助医療の在り方検討委員会」を設け、2008年４月、「代理懐胎を中心とする生殖補助医療の課題—社会的合意に向けて—」（以下、「学術会議報告」と略記する）という報告書をまとめた。しかし、この報告書が生殖補助医療の法制度化に活かされることはなかった。その経緯は以下の通りである。

（2）「日本産科婦人科学会」が重視する生殖のかたち

　日産婦会が体外受精に関する会告を初めて出したのは1986年である。すでに日本初の体外受精が実施されて３年を経過していた。「会告」の主旨は体外受精・胚移植の臨床実施の「登録報告制」についてであり、付帯的に体外受精の被実施者を法的に婚姻しているカップルに限定してきた。最も新しい見解は2006年に改訂された「体外受精・胚移植に関する見解」である。この見解では体外受精の被実施者を「婚姻しており、挙児を強く希望する夫婦」とし、1986年以来の見解と変わっていないのである。これは AID を認めながら、他の第三者が介入する生殖（卵子・胚の提供）の途を塞いでおり、AIDとの法的整合性を欠いていることは否定できない。日産婦会は卵子や胚の提供による体外受精を否定するのであれば、医学・医療的に何が問題かを明示する必要があっただろう。

　日産婦会は「非配偶者間人工授精（AID）に関する見解」において、許容される AID は、その対象者が法的夫婦であること、また、夫が「無精子症」あるいは精子に何らかの問題—母体や児に重大な危険が及ぶ場合（精子に何らかの疾患あるいは遺伝上の問題を抱えている）、夫婦が強く子を希求する場合に AID は実施してもよいとしている。さらに、生まれた子を「その夫婦の嫡出子」と認めることがこの見解で示されている。精子提供者については、同一提供者からの出生児を10人以内とし、匿名であることが明記されている。また、精子提供は営利目的で行われるべきものではないことと、実施医師は提供者の記録を保存することが明記されている。しかし、AID で生まれた子どもたちが成人に達し、その記録の開示を求めてもまったく開示されないだけでなく、その記録すら紛失されている可能性がある。

　体外受精に関して、日産婦会は提供精子を認めていないが、卵子提供に関しては言及すらしていない。しかし、胚の提供については明確に禁止している。その理由として、①生まれてくる子の福祉を優先すべきである、②親子関係が不明確化する、の二点を挙げている。さらに代理懐胎については、2003年4月「代理懐胎に関する見解」を示し、ホストマザー（依頼夫婦の受精卵を他の女性の子宮に移植する）、サロゲートマザー（依頼者夫婦の夫の精子を第三者の女性に人工授精する）の両者とも倫理的・法律的・社会的・医学的な問題を多く孕むため、その実施を認めないとしている。しかし、将来的に社会的許容度の高まりと親子関係を規定する法整備がなされれば、代理懐胎への途を拓くという方向も示している。

　日産婦会は、提供精子による生殖を容認し、なぜ、卵子提供や胚提供による生殖を認めないのか。その理由が先に挙げた2論拠である。そこにはそれぞれ解説がついているのだが、とりわけ、②の解説は長く、その冒頭では「実親子関係は遺伝的につながりがあるところに存する」と記されている。さらに、かりに胚提供を認めた場合の親子決定の想定がなされている。その際、「分娩者が母である」というルールから AID の場合と同様の親子関係を決定するというものと、分娩した女性の「直系卑属」である子を夫が養子にするという考え方の二通りが示され、いずれも否定されている。ここには、親子関係の決定には「遺伝的つながり」と「分娩する」ということが必要条件で

あるとする日産婦会の基本的考え方をみることができる。

3. 「生殖補助医療法」（法制中間試案）からみえてくる生殖観

　生殖補助医療法制定のために、2000年、専門委員会は、インフォームド・コンセント、カウンセリング体制の整備、親子関係の確定のための法整備等、必要な制度整備が行われることを条件に、代理懐胎を除く提供された精子・卵子・胚による生殖補助医療の実施を認める内容を報告した。この報告を受けて、その具体化におけるさらなる検討がなされた結果が「厚生審議会報告」および「法制中間試案」である。両者からどのような生殖観がみえてくるだろうか。

　まず「厚生審議会報告」は、その基本的考え方を次のように示している。①生まれてくる子の福祉を優先する。②人をもっぱら生殖の手段として扱ってはならない。③安全性に十分配慮する。④優生思想を排除する。⑤商業主義を排除する。⑥人間の尊厳を守る。これらを踏まえた上で、本論が展開されている。

　この報告の主要点は、法律上の夫婦に限って精子・卵子の提供を受けることができるという、日産婦会の見解を踏襲し、それを基本前提と謳っていることである。したがって、事実婚のカップルや独身者、性的マイノリティのカップルなどは、これらの提供を受けることができない。さらに特筆すべきことは、胚提供を「他の夫婦が自己の胚移植のために得た胚に限る」としていることである。つまり、匿名の男女から提供された精子と卵子によって新たな胚をつくることを認めていないので、提供胚によって生まれる子どもがどこかに兄弟姉妹が存在するということになる。さらに、代理懐胎は、ホストマザー、サロゲートマザーのいずれも禁止の方向を示している。

　「厚生審議会報告」を受けて作成された「法制中間試案」は、精子・卵子・胚の提供を認めた上で、親子関係を民法上で明らかにすることを目的としているため、いたって簡潔である。①卵子・胚提供によって生まれる子の母子関係、②精子・胚提供によって生まれる子の父子関係、③生殖補助医療のた

め精子が用いられた男性の法的地位の項目である。この「法制中間試案」の特徴は、精子提供者の法的地位にこだわっていることである。補足説明は、提供者はその精子によって生まれる子どもの父になる意思がないゆえに父子関係が成立しないことを明確にしており、さらに「意に反して精子が用いられた者の地位」にまで言及しているが、卵子提供者へのそれはまったくない。

　最後に同試案は代理懐胎については特段の法的規制をしないとしている。つまり、代理懐胎契約は民法上、「公序良俗に違反して無効（第90条）」となるからとされている。しかし、現実には代理懐胎で子が出生した場合の母子関係は同試案①の規律が適用され、父子関係については現行法の解釈、すなわち産んだ女性の夫が父と解釈されることになろう。

　では、「厚生審議会報告」と「法制中間試案」からみえてくる生殖観とはどのようなものだろうか。まず、親になる男女は法的に婚姻関係にあり、妻が夫の子どもを産むことが重要である。さらに、男性の不妊は隠されなければならない。この二点が最も重要である。ここから日本の家父長的家族観と「産む母」を重視する生殖観がみえる。つまり、子どもは父の子どもでなくてはならないから「提供精子」による生殖の提供者は徹底的に隠蔽されなくてはならない。母とは「産む」女性であるから代理出産は偽装できないので禁止ということになるのだろう。

　しかし、現実には、先に指摘したようにこの法案を頓挫させる代理懐胎・出産が起こった。そこで、とりわけ代理懐胎についての検討を日本学術会議が行った。同会は「生殖補助医療の在り方検討委員会」を設け、2008年4月、「代理懐胎を中心とする生殖補助医療の課題─社会的合意に向けて─」と題する報告書を出した。

4．「日本学術会議報告」が提起した生殖補助医療の課題

　代理懐胎出産禁止の方向で進められてきた生殖補助医療法案だったが、現実に国内外での代理懐胎出産が行われ、頓挫した。日本学術会議は「代理懐胎出産」に対しいかなる結論を出したか。まず、同会は、代理懐胎を「生殖

補助医療法（仮称）による規制が必要であり、それに基づき原則禁止とすることが望ましい」と結論づけた。とくに、営利目的で行われる代理懐胎には処罰をもって臨むとしている。

　しかし、「先天的に子宮をもたない女性および治療として子宮の摘出を受けた女性を対象にした、厳重な管理の下での代理懐胎の試行的実施（臨床試験）は考慮されてよい」としている。問題は、「代理懐胎の試行的実施（臨床試験）」という文言である。まず、生まれてくる子どもが「試行的実施」「臨床試験」の結果でよいものだろうか。実験的に子どもを産んでいいはずがない。実験とは「再現性」のあることが重要である。生まれてしまってから「これは失敗だった」というわけにはいかないのである。また、代理懐胎・出産する人を「代理母」と便宜的に称しているが、産むことを「代理する」ことはそもそも不可能である。

　代理出産には二通りがある。夫の精子を人工授精し代理母に産んでもらうという方法（Traditional Surrogacy: ホストマザー）と、夫婦の受精卵を代理母に産んでもらう（Gestational Surrogacy: 借り腹）の二通りである。両方法とも産んだ女性が母親であるとする解釈が多い。最近では借り腹の方法による代理出産が主流であり、地球規模で借り腹による代理出産が商業ベースで行われている。しかし、「借り腹」という命名の代理出産は、言語矛盾ではないだろうか。夫婦の遺伝子（精子と卵子）をもつ子どもを身ごもり、産むという行為を「代理する」ことの不可能性を日本学術会議は論じていない。「血を分けた子ども」という言い方があるが、これは遺伝子を分けることではない。妊娠中、妊婦と胎児がへその緒を通じてまさに血を共有していることを言うのである。繰り返すが、「妊娠・出産」は代理で行うべき問題ではない。まして試験的実施（臨床試験）などもってのほかとしか言いようがない。試験的に生まれた子どもが失敗だったからといって、殺すわけにはいかないだろう。

　代理懐胎出産における問題はまだある。出産を代理で行うということの倫理性、正当性は得られるか。まして金銭を媒介としてよいものだろうか。生まれた子どもは生まれたときから負債を背負うことになる。また、代理母の健康と人権はどうなるのだろうか。日本で初めてできた「生殖補助医療法」

ではあるが、中間試案では代理出産に特段の規制はしていないが、商業ベースの代理懐胎契約は、民法上、「公序良俗に違反して無効（第90条）」とされていたが、いずれ代理出産が許容されるのではないかと危惧される。

5. 「生殖補助医療法」は機能するか

　2020年（令和2年12月11日）、「生殖補助医療法（生殖補助医療の提供等及びこれにより出生した子の親子関係に関する民法の特例に関する法律）」が可決された。とはいえ、提供配偶子による生殖医療を行うシステムが構築されたわけではない。日本の生殖医療を牽引してきた日本産科婦人科学会が2021年に出した提案書（「精子・卵子・胚の提供等による生殖補助医療制度の整備に関する提案書」）には、卵子や胚の調達については何も記されていない。したがって、卵子や胚の提供者のその後の健康状況や健康リスクは放置されたままである。

　卵子を提供することによる健康被害は「卵子提供　美談の裏側（参考資料2）」に詳しい。この映像資料によれば、人助けと思い、卵子を提供した女性たちが命や卵巣を失った実態が収録されている。また、世界規模で卵子や精子、胚が金銭を媒介にやり取りされている上に、貧しい国の貧しい女性をターゲットに代理出産が行われている実態もある。このような提供配偶子のやりとりや代理出産を前に、この新しい生殖医療法は機能するのだろうか。

【参考資料】

1　2003年の法制度化の試みについての検討に用いた資料は、「生殖補助医療—法整備への動向」（浅井美智子、『家族社会学研究』、2008）に依拠する。以下①から③が用いられた資料である。また、2021年に日本産科婦人科学会による④「精子・卵子・胚の提供等による生殖補助医療制度の整備に関する提案書」がある。
　①「日本産科婦人科学会会告2006」（日本産科婦人科学会）
　　・体外受精・胚移植に関する見解

　　　・非配偶者間人工授精に関する見解
　　　・胚提供による生殖補助医療に関する見解
　　　・代理懐胎に関する見解
　②「精子・卵子・胚の提供等による生殖補助医療制度の整備に関する報告書2003」
　　（厚生科学審議会生殖補助医療部会）
　③「代理懐胎を中心とする生殖補助医療の課題—社会的合意に向けて—2008」
　　（日本学術会議：生殖補助医療の在り方検討委員会）
　④「精子・卵子・胚の提供等による生殖補助医療制度の整備に関する提案書2021.6.8」
　　（日本産科婦人科学会：提供配偶子を用いる生殖医療に関する検討委員会）

2　DVD「卵子提供　美談の裏側」eggsploitation The infertility industry has a dirty little secret. 日本語字幕制作：代理出産を問い直す会

第2章

··

生殖技術と家族

1. 家族を変える生殖技術

「試験管ベビー」と言われる体外受精（IVF-ET：In Vitro Fertilization and Embryo Transfer）に象徴される先端生殖技術（以下、生殖技術と略記する）は、現在、日本のかなりの医療機関で実施されるようになった。体外受精で生まれた子どもはすでに、1,000人を超えている。この数字は今後ますます塗り替えられていくだろう（2019年には、IVF で生まれた子どもは6万598人、累計86万5,239人）。また、AID と呼ばれる配偶子以外の精子を用いた人工授精は昭和24年以来実施され、これによって生まれた子どもは1万人を超えていると言われているが、その数は定かではない。

技術の進展はめざましく、冷凍受精卵からの出産、顕微授精による出産など、先端と言われる技術はほぼすべてが可能な状況となっている。しかし、これらの技術が盛んに行われるようになりながら、日本では代理母（Surrogate Mother）や代理出産（Host Mother）にこれらの技術が用いられることはない。「不妊カップルへの福音」と称され、第三者の精子が用いられながら、なぜ、提供卵子はいけないのか。なぜ、妊娠・出産を肩代わりしてもらえないのか。そして、なぜ、未婚の女性がこの技術に依拠して子どもをもってはいけないのか。

たしかに、あらゆる欲求を認めればさまざまなトラブルが生じることは明らかである[1]。それは人工授精や体外受精などの先端生殖技術が受精それ自体に介入することによって、これまで自明であった「父・母」を分割しえる技術だからである。父は遺伝的父・社会的父の分割が可能であるし、母は遺伝的母・産み出す母・社会的母に三分割される。こうした父母の分割と組み

合わせは、これまでわれわれが経験したことのない親子関係を可能とする。それゆえにまた関係の未知なる子どもや家族に対する拒否反応が生じるだろうことも予測される。しかし、技術がつねにすべての人々に開かれてきたわけではなかったとはいえ、日本における生殖技術の臨床基準は、技術の制限ではなく技術の受容者を何らかの方向で選別していると言わざるをない。

　もちろん、この選別は日産婦会によって決められているとはいえ、その背景には日本的家族観・親子観があるだろう。われわれが営んできた家族がそうたやすく変更されるとは思われないが、先端と言われる生殖技術が次々と実施されながら、代理母や未婚女性への人工授精を拒否する現行の臨床基準がそれほど批判の対象となっていないという事実は、それなりにわれわれにとって重い家族・親子観（とくに母子）が存在しているという証左ではある。

　本章の目的は、このような現行の先端生殖技術の臨床基準[2]のもつ意味を日本の社会における家族観および女性の子産みという観点から考察してみることにある。

２．だれが先端生殖技術の基準を決めるのか？

（１）医学だけが決定しえない「人の生死」

　なぜ、人工授精や体外受精がすべての人に開かれていないのか。この問いに答えるのはむずかしい。日本産科婦人科学会は、それをおそらく社会の多数の道徳的判断に帰するだろう。それは、脳死・臓器移植問題でも同様であった。このほど、脳死臨時調査会の多数派の意見を基にした脳死移植法が国会に提出された（1994年4月）。脳死臨調は、「人の死」をめぐって多数派と少数派に分かれた異例の答申を公表した（1992年1月）が、多数派が脳死（全脳死）をもって「人の死」とした根拠は、同調査会が実施した世論調査の結果（脳死を認知する65%＜1991年4月＞、45%＜1991年10月＞）によって脳死を許容する人がかなりの数に達していることから、脳死が「人の死」であることの社会的合意は成立しつつあるとするものであった。これに対して少数派は、脳死が医学的な「人の死」を意味するものであっても、それが社会

的・法的な「人の死」と認めるための社会的合意が成立しているとは言いきれないとし、臓器移植には同意するものの、「人の死」を脳死とすることには反対したのである。

　脳死問題がクローズアップされているのも、一方で移植によらなければ今のところ助からない命があるという現実と、移植可能な医療的設備・技術とも現在の日本の医学会にはあるという判断があるからであろう。だが、すべての医者が脳死・臓器移植を許容しているわけではなく、脳死を「人の死」としてもそれは医学的判断によるものであり、臓器移植には反対の立場をとる医者もいるのである[3]。

　人工授精、体外受精についても同様である。先にも指摘した通り、現在の日本では、先端と言われる生殖技術はほぼすべて可能な医学的・医療的状況がある。そして、生殖技術（提供配偶子や代理妊娠・出産を含めて）に依存しなければ子どもをもつことができない人々がいる。しかし、生殖技術には、脳死・臓器移植問題とは異なる点がいくつかある。まず、日本では、人工生殖が「人の誕生」なのかという問いが道徳的・社会的に問われないまま、冷凍受精卵や究極の生殖技術と言われる顕微授精という最先端の技術が次々と臨床実施されていることである。そして、生殖技術の臨床対象者にとって、子どもがないことが生命に関わるということもないし、子どもをもたないことを選択する人々もいるように、子どもをもつかもたないかは個人の選択が大きく関与する問題であることから、社会的緊急を要する議論とはなりにくいことである。さらに、最も大きな相違点は、技術の対象者が医学会によって選別されているため、現在のところドナーという第三者の身体的危険を考慮しなくともよいということである。

　しかし、生殖技術の是非が問われないまま一部の人々に新しい技術が次々と臨床応用されている現実は放置されることではないように思われる。たしかに子どもをもつかもたないかということは個人的欲求によるところが大きい。だが、その欲求はまた、文化・社会的に形成されるものでもある。しかも、現在の生殖技術の臨床や実験に関するルールが日本産科婦人科学会（以下、「日産婦会」と略記する）によって決められているとはいえ、それが産婦人科医の共通見解でもないのである。実際には、人工授精や体外受精に反対

の立場をとる医者もいれば、先端生殖技術に携わりながら、個人的にはことわりながらも「自分だったら、そこまでやらない」という医者もいる。また、AID をやってはいるが、できたらやりたくないという医者もいるし、正式な結婚をしていないカップルでも継続したカップルなら体外受精をしてもいいのではないかという医者もいるのである。つまり、人工生殖を「人の誕生」と認めるか、だれに適用するかという、いずれの問題においても医者の統一見解は見出しえないのである。

（2）日本の生殖技術の臨床基準における問題点

　このように、医者の間においても道徳的・社会的に統一見解がないにもかかわらず、現在、日産婦会によって先端生殖技術の実施基準は決められているのである。この基準には、以下の三点において問題があると思われる。第一に、このルールが医者だけによって決められているということ。第二点は、この基準が結婚・性愛・生殖を三位一体とする近代家族のみを指向しているのではないかと考えられること。そして、第三点は、近代家族を指向しながら、父の分割（AID）を容認し、母の分割（代理母、代理出産）を認めていないことである。

　第一点は、当然、ルールは開かれた議論によって決められるべきであって、ここでは議論の対象とせず、第二、第三の問題点について言及したいと思う。

　日本における生殖技術の臨床基準は、最も厳格に適用者を限定しているために、法的に認められた夫婦がその対象者となり、第三者が生殖に介入してくる場合は AID 以外にはない。したがって、生殖をめぐっての第三者を巻き込んでのトラブルや、提供卵子・代理妊娠／出産に伴う他人の身体に生じさせる危険を回避できている。このことはある意味で評価できることかもしれない。しかしながら、冷凍受精卵を用いた妊娠や顕微授精など最先端の技術はその危険性が考慮されることなく、夫婦という枠組みにおいて実施されてしまう。ここには、子どもをもってもよいという社会的合意のある夫婦でありさえすれば、彼らに子どもを与える可能性のある技術はいかなるものでもよいとする、医者の科学者としての関心が先行しているように思われてならない。

　脳死臨調の参与であり、その答申の少数意見者でもあった米本昌平氏は、チベットでの、日本人医師の医療に加わり、「日本の医師のほとんどが、科学技術の普遍妥当性に一切の疑念を差し挟まない確信を共有した精神的・教育的集団であることを確認した」（米本［1992：306］）と述べている。ここで、米本氏が言わんとしていることは、チベットにはそこでの死を受け容れるプロセスがあるのであり、近代医学を無反省に用いて延命を図ることは、その文化としての死にゆくプロセスを破壊することなのだということ、そして、ここでの重要なことは、日本の医者たちが生命ということに関しては科学技術への絶対的確信を抱いているということである。

　では、文化・社会的文脈を考慮することなく科学技術の普遍妥当性への確信を抱いている医者たちが、なぜ、生殖という「生／誕生」の場面においては提供卵子や提供胚を拒否するのであろうか。現在（1995年頃）、体外受精を受けられるのは「法的婚姻」関係にある夫婦に限られ、第三者からの提供配偶子（卵子、精子ともに）を用いることは認められていない。そのことについて、ある不妊治療に携わる医師は「入籍していないカップルのIVF-ET（In Vitro Fertilization and Embryo Transfer 体外受精―胚移植）はおこなっていません。理由は日本の社会がそれをまだ許容するほど成熟していないからです」（柘植［1991:157］）と述べている。しかし、体外受精の適用範囲を法的婚姻内に限ることを日本社会の成熟度に関わる、とみているのは医者である。それは、あるいは社会的反映であるかもしれない。しかし、かりにそうだとしても、社会が成熟すれば卵子提供や胚提供が容認されるようになるものだろうか。それは、40年以上も提供精子を容認してきたことと矛盾していると言わねばならない。

　問題は、なぜ、生殖において、医者が文化・社会的状況を重視するかということである[4]。日産婦会のこだわりには、女性が結婚という制度に乗っているか、卵子の提供・代理の妊娠出産によって母の分割をしていないか、という「産む性」に対してである。代理母・代理出産に反対する医者は、その理由として、「お腹を痛める母」や自分の子ども（遺伝的つながりのあるという意味で）の価値について強調する。つまり、生殖とは「女の領分」と捉えられているのである。しかも、それは結婚した女性の存在価値として。

　もちろん、医者が個人的見解としてだけ、女性を「産む性」とのみ定義しているわけではない。それは、不妊治療に携わりながら患者たちを目にしてそう解釈するのである。「さんざんお姑さんがお嫁さんをいじめるわけ。（だから「不妊」は）家庭の問題としてくる。暗い背景をもってくる」（横山［1991: 145]）と。だから、お嫁さん（結婚した女性）には、技術的に何とかしてあげられるものならしてあげたい、というのが結婚した不妊女性への医者の理解なのである。

　先端生殖技術を用いた不妊治療に携わる医者の態度には、明らかに乖離した意見が同居していることがわかる。つまり、科学技術への絶対的信頼とそれへの追求を善とする科学者としての態度と、文化としての「産む性」へのこだわりから、技術によって母を分割しない、また現在日本社会に支配的な家族形態（近代家族：性別役割分業を基本とし、夫は働く人、妻は子産みし、家事育児する人）を保持したいという態度である。さらに付け加えるならば、不妊治療に携わる医者の中には、AID にも賛成しない人がいる。それは「血のつながり」へのこだわりと思われる。「血を分けたわが子」という情緒的側面を強調する場合もあるが、おおむね提供精子が特定されていないことからくる近親婚や遺伝子疾患などの将来的な医学的危惧が強いように思われる。生まれた子どもの将来についての危惧については語られていない。

　以上のような生殖技術を実施する医療サイドの生殖への態度は、現行のルールに如実に反映しているとみることができる。このルールの背後にある医療サイドの意識を整理しておこう。それは、①生命を生み出す技術の良し悪しではなく、②生まれてくる子どもがどこの家の子どもか、そして、③だれが産んだか、が特定できることである。これは人工生殖が近代家族の要素である「性愛」を排除する技術でありながら、医療対象者を選別することによって、この家族の形式をよく守るものであることを示している。

　しかしながら、先頃、日本で提供卵子が認められないことから、アメリカで日系中国人女性の卵子提供を受け、40代の女性が三つ子を出産し実子として届けたという報道がなされた（『毎日新聞』1994年2月27日）。こうした事態が相次いで起こるとすれば、人の命を生み出す先端生殖技術の臨床応用には慎重であらねばならないとしても、現行のルールは早晩見直しを迫られる

ことになるのは必定である。しかし、そのとき、ルールの背景にある文化・社会的文脈、および個々人の生殖の権利、生まれた子どもの法的着地点などがいかに取り上げられ解釈されるかが重要な問題となってこよう。

　もちろん、ルールの決定には「自由」という原則[5]が入るべきである。しかし、ミルの「他人への危害」の原則や「人の生死」に関わる問題として、われわれが生きてきたあるいは生きている文化・社会的文脈を考慮するとすれば、生殖を希望するあらゆる人に技術が開かれなければならないということにはならないだろう。しかし、ルールが日産婦会だけによって決められることが正当化されないのは当然としても、生殖に科学技術がどこまで関与してもよいのかという倫理的判断はいかに決められるのか、また、家族や親子のありようがひとつに導かれることはないのか、そのことによって現に存在する養子や未婚の母の子どもをもつ家族が差別化されることはないのか、結婚した女性に産むことを強制することにならないか、また未婚の女性やホモ・セクシュアル（や性的マイノリティ）の人々が自分の子どもをもつことがなぜ問題なのか、ということもルールを決定する際の重要な考慮せねばならない要素であるということなのである。

3．女性の「子産み」をめぐる問題

　さて、これまで日産婦会によって決められた生殖技術の実施基準に対してその問題点を指摘してきた。しかし、産むことに対して医療サイドが重視する家族・親子観とは、ある意味でそれを生きる人々のそれでもある。したがって、ここでは、実際に不妊治療に向かう女性たちが「産むこと」をいかに捉え、いかなる「自己決定」をしているのか、また、日本の社会は「子産み」や「家族・親子」をどのように捉えているのか、について検討する。

（1）「産むこと」を強制する生殖医療
　中絶の可否をめぐって展開されてきた「女性の自己決定権」の問題は、いわゆる先端生殖技術の臨床応用の現実化の前に、その含意を拡張せざるえ

ない状況となっている。つまり、科学技術は受精それ自体へ介入し、どのようにして、どのような関係の子どもをもつかという選択をわれわれの前に開示した。このことは、「産む、産まない」という「女性の自己決定権」の問題を飛び越え、親子（家族）の選択という問題を提起する。

　しかし、現実には、選択という名の「権利」問題は単純ではない。これまで女性解放運動が射程に入れてきた「女性の自己決定権」は、どちらかと言えば、避妊や中絶問題として具体化する「産まない自由」という権利問題であった。もちろん、「安心して子どもが産める自由」や「未婚女性の出産」という問題もなかったわけではない。だが、そこには「不妊女性の産む自由」が入っていなかったことだけはたしかである。先端生殖技術の臨床実施、とりわけ体外受精による出産がクローズアップされてみて、初めて不妊という状況をめぐりながらも「産むこと」の権利が問題化されだしたと言ってもいいだろう。

　では、不妊治療に向かう女性たちの「産む権利」「自己決定権」の現実とはどのようなものであろうか。かつて私が加わった調査[6]によれば、現在の日本の先端生殖技術を取り扱う医療機関では、どの技術が用いられるのか選択肢はあらかじめ医療側で決定されているかのように見受けられた。つまり、不妊外来の門をたたけば、あたかもベルトコンベアーに乗せられたように人工授精、体外受精への階段を昇らされ、降りるに降りられない状況が存在しているのである。

　子どもができないことを自覚しだすと、たいていの場合、不妊検査にはまず妻が行く。妻の不妊の原因がわかる場合もあれば、わからない場合もある（妻に原因が見出せない場合に夫の検査が行われるが、夫である男性は相当説得されないと病院に行かないことが多いという）。妻と夫のどちらに原因があろうとも、子どもができなければ、とりあえず「不妊」と診断され、妻である女性を対象にして治療が行われることになる。しかし、原因によってさまざまな治療方法があるはずだが、とりわけ原因不明（妻にも夫にも原因が見当たらない）場合は、人工授精（AIH）が薦められ、次いで体外受精が薦められる。最近では、患者の年齢や病院によっては即座に体外受精が薦められる。

　30代半ばのある女性は、不妊検査のために大学病院を訪れたところ、検査後、体外受精を受けることが当然のように言われたという。彼女は「体外受精を受けるつもりはなく、ただ検査しに行っただけなのだが、……不妊検査は体外受精のための検査のようだった。」とインタビュー当時（1991年）答えていたが、現在、夫に単身赴任してもらいながら体外受精を受け続けている。彼女にどのような心境の変化があったかはわからない。しかし、不妊検査を受けること自体が子どもを望んでいる（もちろん積極的、消極的差異はあるだろうが）と受け取られ、気がついたときには体外受精を受けているのである。そして、彼女たちは、体外受精にかけた時間・お金・精神的／肉体的対価を考えると、「これだけかけたのだから」という気持ちと、次はできるかもしれないという期待感から体外受精という治療（？）から降りるに降りられない状況になるのである。

　このような「不妊治療」の現実は、彼女たちがとりあえず自主的に体外受精を受けているとはいえ、子産みに対する何か強迫的なものを感ずるのは私だけだろうか。さらに付け加えるならば、体外受精がはたして治療と言えるのかという疑問も生ずる。つまり、不妊であることと体外受精の間は連続していないのである。不妊であるなら治したいとはだれしも思うところであろう。だが、人工授精も体外受精も病気を治すのではなく、ダイレクトに子どもをつくるための技術なのである。ちなみに人工授精、体外受精ともに保険はきかない。

　子どもを望んでも得られない人々にとって、体外受精はある意味「福音」であるかもしれない。しかし、「不妊検査からアッという間にたどりつく体外受精」には身体的／精神的苦痛が伴い、さらにお金と時間がかかる。そして、何より、結果としての妊娠・出産率はきわめて低いのである。このようなリスクを払ってもなお、子どもを得ることに対するインフォームド・コンセントが十分なされているのかという疑問もある。ある大学病院では、何人かを集めて体外受精に対する説明が30分ほど一方的になされるだけであり、テープにとることはおろか、質問さえ受け入れてもらえないという。専門用語でいろいろ言われ、何がなんだかわからなかったと、ある女性は語っている。それでも、体外受精という治療を受ければ子どもができるらしいとなれ

ば、彼女たちは技術を受け容れていくのである。

　たしかに、女性が勝ち取ってきた「産まない自由」が認められていいように、「産む自由」も認められてよい。だが、このような生殖技術の臨床現場において、人工授精や体外受精の技術を受け容れていくことが、はたして女性の「自己決定」と言えるのであろうか。ベルトコンベアーに運ばれるような人工生殖へのアクセスは、ある意味で、産むことの強制ともとれるのである。このような先端生殖技術の臨床現場では、「産むこと」を直ちに女性の「自己決定権」の問題に帰することには疑問が残るのである。

（2）女性に子産みを強制するイエ意識

　不妊治療を行っている医者によれば、周囲（親や親戚）からのプレッシャーによって不妊治療に通っている、いわゆる「自分自身のための妊娠でない人が何パーセントかいる」（柘植［1991：154］）という。日本人の意識の中に、女性が結婚することは「お嫁に行く」ことであり、お嫁に行けば子どもができることが「当たり前・自然」という感覚があることは否定できない。先に医者のことばとして触れたように、結婚した女性に子どもができないということに対する抑圧は、現在の日本においてもまだまだ存在する。

　とりわけ、地方では、夫婦のどちらに不妊原因があろうとも、「産めない女」は女性失格のレッテルさえ貼られかねないという[7]。これは、結婚した女性に子産みを強制してきた、イエに連なる意識であると言えるだろう。つまり、イエ制度は戦後廃止されたとはいえ、われわれの意識の中に拭いきれないかたちで残存しているということである。たとえば、戦後民法は結婚が両性の合意のもとになされることを規定しているのだが、結婚式場の看板は相変わらず「〜家」と「〜家」の結婚を示していることが多い。日本人にとって「イエ」は隠れた重要な規範であることをうかがわせる。われわれの社会に残るイエ意識を育てた家族制度[8]は長い歴史があるようにみえるが、おおむね明治以来の近代化過程において形成されたものである。そして、半世紀近くも前に廃止されながら、今なお、こと「子産み」に関しては女性を拘束し続けているように思われる。

　嫁とはまさに「家の女」であるが、明治民法は、女性を「妻ハ婚姻ニ因リ

テ夫ノ家ニ入ル」（七七八条）と明確に規定し、その第一の目的が「子孫をもうける」ことにあるとした。その具体的目的は、近代国家の成員たる男子の調達にあっただろう。しかし、「子産み」を家族の｜自然」とする家族倫理の教育があったことも事実である。戦時中に出版された『戦時家庭教育指導要項』には、わが国における家は、「祖孫一体ノ道ニ則ル家長中心ノ結合ニシテ人間生活ノ最モ自然ナル親子ノ関係ヲ根本トスル家族ノ生活トシテ情愛敬慕ノ間ニ人倫本然ノ秩序ヲ長養シツツ永遠ノ生命ヲ具現シ行ク生活ノ場ナルコト」[1942：479] と明記されている。さらに『教育勅語』などには、「夫婦相和シ」と述べられているが、夫婦の間に「生ずる愛情は生殖能力と消長するのが常であ」り、いわば「親子は目的で男女は手段である」[1944：251] とされ、夫婦は父母になることが「人の道」であると説かれている。

　このように人倫として説かれた「親になること／子を産むこと」は制度としてのイエがなくなってなお、日本人の意識に強く残っているとみることができる。体外受精を受けたある女性は、夫の母に「毎日毎日仏壇に手を合わせているからね、頑張っておいで」と言われたという。この素朴な義母に対してどのような反論のしようがあるだろう。現在、核家族が多数を占める状況にあって、姑が日々息子の妻と接する機会は少なくなっているし、また、直接出産を強要することも少なくなっているように見受けられる。しかし、結婚したら当然子どもができるものと考えている親は少なくない。したがって、子どもができるものであるならば、神仏にも祈りたい気持ちにもなるのであろう。夫の母が子どもができない嫁を祈祷師にみてもらった結果、前世のたたりだと言われたというような、笑えない不妊女性の話もあるのである。

　今日、結婚の目的が生殖に置かれ、したがって男女が手段とみなされるという露骨な状況はなくなっているとはいえ、「子産み」は「夫婦相和シ」の証とされるという家族制度の倫理の逆転も起こっている。ところが、子どもが生まれないとき、それが妻である女性の問題とされてしまうところに、家族制度の残した子産みが「女の責任」という意識がみえるように思われる。

　また、地方に実家のある女性は、両親が「孫ができないとか、跡取りができないと言ってきた」と語っている。今日、都市部においては、家の後継ぎとか、それゆえに男子の出産でなければならないということは少なくなった

が、家制度が残した、家を連ねていくという意味での子どもの存在が期待されるという意識は残っているとみてよいだろう。とりわけ、イエの象徴である先祖崇拝を具現化した盆や彼岸の「墓参り」の行事は、「産めない嫁」にとって、今なお辛いものなのである。親戚などが寄り集まる行事では、自分の実家ならまだいいが、夫の方というのはいやなものだと、不妊の嫁は感じているのである。

　家制度において、結婚した女性に課された「産むこと」の義務は、このようなかたちで女性に対する「産むこと」へのプレッシャーとして表れているのだが、この義務感を女性がいつのまにか内面化してしまっているため、不妊の女性は「両親に孫の顔をみせてやれない」「夫を父親にしてあげられない」と、子どもを産めないことによって自らを責めることにもなる。しかも、それは、家族制度の人倫が子に説いた「親孝行」の義務[9]といっしょになり、なおさら「産めないこと」が責められたり、自らを責めたりすることになっているのであろう。

　しかし、家族制度の残した最も罪深いことは、女性にとって結婚したことの証が「子産み」であり、それが「自然」という倫理として説かれたことであると言えるだろう。日本人にとって、「自然」ということほど抗いがたいものはないが、それが「子産み」への抑圧として作用するとき、人工生殖の「不自然」さは捨象されてしまう。これは不妊治療の対象者である女性たちのみならず、治療を行う医者にも、人工授精や体外受精が「人の誕生」なのか、という問いが問われない理由なのではなかろうか。医者たちが強調する「不妊の悲惨さ」はとりもなおさず、家制度の嫁の悲惨さなのである。

（3）「子産み」の社会的評価による抑圧

　さて、結婚した女性にとっての「産むこと」の抑圧は、それが女性の社会的評価にもなっているからである。つまり、女性は、「産むこと」によって「一人前」「人並み」と評価されるのである。女性は結婚すればたいてい「子どもはまだか？」という質問を受ける。結婚後、何年か子どものいない状態が続けば、周囲からは「なぜ？」と問いかけられる。女性にとって、結婚・出産は人生における「仕事」とすら考えられているのではないだろうか。ま

た、当の女性も子どもを産まないことは「一人前」でない、「人並み」でない
と感じているという現実もある。

　なぜ、「子産み」がこれほどまでに女性を評価する基準になってしまうの
か。それは先にみたように、家族制度の中で醸成された結婚した女性が子を
産むのが自然という倫理感にもよるだろう。しかし、女性にとっては、社会
的つまり公的な仕事ができることよりも子どもを産むことの方が一人前とみ
なされていること、また、日本の社会にある、夫婦関係よりも親子関係（母
子関係）を重視する傾向にその一因があるからではなかろうか。

　結婚した女性が子どもを産むことが「一人前」と評価されることは、文化・
歴史的にそれほど普遍性があるわけではない[10]。もちろん、女性が産むこと
を義務化されるという状況はあっただろう。日本の社会でも、封建的武家社
会の家制度を取り入れた明治民法では、嫁の出産、とりわけ後継ぎである男
子をもうけることが必然化されていた。たとえば、明治民法は、そのはじめ、
妾を二親等としていたが、福沢諭吉らの批判から妾を配偶者から外した。し
かし、本妻に娘しかおらず、妾が男子を出産していれば、相続は本妻の娘で
はなく妾の男子が優先されたのである。このような規定は妾を間接的に承認
するものであり、イエの存続のために家長の血統男子がいかに重視されたか
を物語っている。これは不妊はもとより、男子を産めなかった女性がいかに
低い評価しか与えられなかったかということでもある。

　したがって、嫁となれば男子を出産することに自己存在を賭けざるをえな
かったと言うこともできるだろう。家族制度の中では、嫁は実の娘のように
舅姑に仕え、後継ぎを産むことが義務づけられていたわけだが、自己の存在
を証明することが唯一の男子の出産であってみれば、産んだ当人はもとよ
り、それが周囲の誇らしさに通じたことは想像にかたくない。つまり、逆説
的だが、後継ぎを産んだ女性は、そのことによって非常に評価を与えられた
ということなのである。

　このような、イエの存続を家族制度の支柱とする明治民法のあり方は、わ
れわれの家族において「子産み」を重要な要素に位置づけることによって、
それを担う女性を高く評価するという日本的態度を醸成してきたのではない
だろうか。現在でも、多くの女性が「子ども」か「仕事」か、という二者択

一を迫られることが多い。とりわけ、不妊治療を受けている女性は仕事と治療の両立が難しいことを指摘している。体外受精などの先端的治療をしている病院では、「仕事はもってはいけない」と明言しているところさえある。女性が「産むこと」と社会的仕事（経済活動）が秤にかけられることは、日本社会だけの問題ではないだろう。しかし、女性の就業が「腰掛け」とみなされたり、結婚退職・出産退職が当然のように受け取られる意識が存在していることは、日本社会では女性を「結婚・出産」の有無によって評価する傾向が強いということはできるだろう。

　しかし、女性の評価が「産むこと」によってなされることは、反面、女性と子どもの結びつきを強化する傾向を生み出してきた。とくに、家族制度のもとでは、女性がいかに産むことに自己存在を賭け、また、それゆえにこそ生まれた子どもに愛着や執着を感じたかが想像される。その結果、妻の愛情の対象が夫よりも子どもに向けられていることも当然であっただろう。家族制度が廃止された戦後間もなく始まった家庭相談には、嫁と姑の確執を取り上げたものが多い。それは、家族制度の中で自己存在を賭けて産んだ息子への母の執着や、ないがしろにされた夫婦関係の代償としての息子への執着ゆえの嫁と姑の確執である。

　現在でも、内容の相違はあるが、緊密な母子関係ゆえのさまざまな問題が起こっている。たとえば、母親と息子の情緒的インセストが息子の家庭内暴力や登校拒否を引き起こすといった問題や、ウーマンリブやフェミニズムの洗礼を受けた「新しい母親」のダブルバインド・メッセージ（社会的役割を担った翔ぶ女であれ、愛される女であれ）によって引き起こされる娘の摂食障害の問題などが、家族内の「母子関係」の問題として精神医学の対象にさえなっている[11]。こうした家族関係内の問題は、日本の家族が夫婦関係よりも親子関係を重視してきたことの結果であろう。女性にとって子どもを産むことは社会的にも大きな評価ではあるが、一方、子どもの問題行動もすべてが母親の責任に転嫁されるという問題もある。まさに、親子関係とは母子関係を指すのではないかとさえ思われるほどである。

　しかし、なぜ、女性にとって、自分の産んだ「子ども」との関係が夫との関係以上になってしまうのか。それは、家族制度が親子関係を重視し、夫婦

関係を二義的なものとみなしてきた結果でもあるが、日本の近代化の中で生まれてきた家族意識が夫婦の性愛よりも親子（とくに母子）の情愛に価値を見出してきたからではないかと推測される。

4．現代家族における子どもの意味

（1）不在の父親／形式としての近代家族

　ところで、日本における近代家族が緊密な母子関係を基軸として営まれてきたとはいえ、明治から敗戦まで抱えてきた父系（父との遺伝的つながり）を基本とするイエ制度（家族制度）の倫理を AID はいかにして乗り越えたのかという疑問なしとはしない。われわれの家族にとって、父親とはいかなる存在であるのか。

　戦後日本の家族を変容させる要因となったのは、新民法の制定よりも産業構造の激変であった。岩戸、いざなぎの両景気は、戦後日本の経済復興に大きく貢献したことは周知の事実だが、それは家族的労働を主体とする農業従事者を都市における膨大なサラリーマン群に変え、都市部を中心に、彼らの営む核家族という夫婦単位の家族形態を大量に出現させてきた。昭和30年代以降、日本の新しい家族像を牽引してきたのはこの家族である。しかし、この家族にはモデルがなかった。新民法に則った両性の合意、すなわち、まがりなりにも男女の恋愛を契機としてつくりだされた夫婦であっても、彼らには戦前の家族や土地に拘束された家族が保持していた先祖崇拝は家産の継承・維持といった「家族の結合」を維持する絆がなかった。このような夫婦にとって家族を実感するものは何であったのか。それは、おそらく、マイホームと子どもではなかっただろうか。子どもは家族の重要な構成要素であると同時に、夫婦の絆となり、子どもの成育に重大な関心が注がれていくことになっただろう。そして、マイホームの実感は物理的な家をもつことへと向かった。

　この家族の目標の実現には性別役割分業は実に都合がよい。家業に携わることのないサラリーマンの妻は専業主婦と呼ばれ、子どもを中心とした家族の支配的存在となっていく。一方、夫は高度経済成長期の企業戦士となって

いく。子どもの教育と文字通り一戸建てのマイホームのために、妻は子どもの世話とパートタイムに励み、夫は残業や単身赴任を厭わない。だが、こうした家族目標の追求の果てに、日本の社会が手に入れたものは、「家族の危機」「家族の崩壊」という現実であった。

　しかし、離婚による現実の家族崩壊は、日本の社会では先進諸国の動向と比べれば問題となるほどの状況ではない。むしろ「家族の危機」とか「家族崩壊」として読まれる文脈は、「家庭内別居」「家庭内離婚」と言われるような夫婦という形式を保ちながらの夫婦の性愛の破綻状況や、先に触れたような母子関係に還元されるような親子関係の破綻が引き起こす家族の危機的状況を指している。なぜ、われわれの社会では性愛関係の破綻が即、離婚に結びつかないのか。それは家族という形式への無意識のこだわりがあるからではないか。つまり、夫、妻、子どもがいないということの社会的評価をも含んだ不安定さが離婚を回避させるからであろう。さらに、戦前の家族制度から受け継いだ、夫婦関係よりも親子関係を重視するという家族意識や単親家族に対する社会的差別なども、性愛不在の家族を維持させる要因となっていると考えられる。

　このような現代の家族の状況からみえてくることは、日本における家族意識が「夫（父）・妻（母）・子ども」という形式の存在と母子の情緒的関係から生まれているということである。だが、この家族意識から大きく逸脱してしまっているのが、「父親」である。つまり、今日の父親は家族の情緒的結合から最も疎外された存在と見受けられる。そして、今日、家族問題のひとつとして「父親不在」が取り上げられる。それは物理的不在の問題でもあるが、本質的には「父親の権威」の不在である。

　基本的に父親とは社会的約束の上でしかその存在を証明しえないものであり、それが民法が保障してきた家族に関する制度である。しかし、明治の民法は「父親の権威」を明確に規定してきたが、戦後の新民法は「だれだれの父親」ということしか保障してくれない。中野収氏は、父親の役割遂行は「約束された権威のバックアップがあって初めて、役割が果たせる。あくまで権威が前提」（中野［1992：108］）であると指摘し、現在、個人の人格や能力で権威を維持している父親もいるだろうが、社会の権威システム、暗黙の権威

の承認を必要とする父親の方が圧倒的に多いだろうと述べている。社会の権威システム、暗黙の権威の承認を必要とする父親の方が圧倒的に多いだろうと述べている。したがって、父親が「妻・子ども・家」をもってみても、家族サービスをしてみても、それが「父親の権威」とはみなされない、まさにそれは「『父親』の時代錯誤」[ibid.:108]と言われても仕方ないのである。

　今や父親が寄りかかることができる権威は「父親である」というその「存在」だけであるようにすら思われる。とすれば、AID が長く実施されながら、それに対する異議申し立てがほとんどないことも了解できる。家族制度が支柱とした父系制による「父親の権威」が喪失したところで、自分と遺伝的つながりがなくとも「実子がいる」ということは「父親である」ことの証明だからである。もちろん、実際に AID によって子どもを得た父親がどう感じ思っているのかを、今のところ知ることはできない。こだわりなく愛情を注いでいるのかもしれない。しかし、それはあくまで遺伝的つながりがないということが隠蔽されているからではないだろうか。遺伝的つながりがないことがオープンになるようなことがあれば、おそらく AID を希望するカップルは相当に減少するに違いない。

（2）完璧な子ども、完璧な家族

　「産むこと」を強制され、また、「産むこと」にこだわり、それを自己存在の証明としてきた日本の女性たちにとって、今、家族や子どもはどのような存在なのだろうか。不妊女性は子どもが欲しい理由を一様に「育ててみたい」という。しかし、不妊という現実を前にしても養子という選択肢はない。彼女たちにとって「育ててみたい」のはあくまで自分の産んだ自分の（あるいは自分たちの）遺伝子をもった子どもなのである。なぜ、これほどまでに彼女たちは血縁の子どもに固執するのだろうか。

　もちろん、血縁の子どもの可能性を提示した人工生殖がその後押しをしているだろう。しかし、技術の提示がなかったとしても、現代の日本の家族には養育を目的とした養子は定着していないだろう。考えられる理由は、大きく三つある。

　まず、第一に、女性にとって子どもをもつことのメリットは、家族制度を

生きた時代に比べて格段に少なくなっているということである。女性の社会的活動が認められるようになり、その評価がなされてみれば、その継続や社会的評価に対するメリットは、子どもをもって家庭の中でその誇らしさだけに満足していられる状況ではないということである。まして、夫婦の血縁でない養子の養育などは考えられないということではなかろうか。

　そして、第二点は、子どもの養育の難しさ（今日的な子どもをめぐる問題化状況）が挙げられるだろう。不妊女性は「子どもの欠点を自分たちの血を引かないことに転嫁しそう」とか、近所の母親たちから今日の教育問題や競争で子育てが行われている状況を聞き、「わざわざ養子を迎えてこんな環境の中に放り込むのかって思いましたね。いらないって思いましたね。自分の子どもは欲しいくせに、養子・養女となるとそういうことが出てくるんですよね」と養子を拒否する理由を語る。家族的・社会的評価は別として、「子どもを産み育ててみたいが養子はいやだ、でも、自分の子どもは欲しい」、これが不妊女性の偽らざる心境なのではないだろうか。

　女性が自分の（自分たちの）子どもに固執するのは、女性にとって「子産み」が社会的な評価につながるからであり、そのことによって自己実現の満足を得られるという状況は現在でも十分あるだろう。しかし、子ども以外に自己実現の途が容認さるようなった今、女性にとって「子産み」は自己実現の選択肢のひとつでしかないとも言える。つまり、女性が子どもを産み育てるということは「仕事もできるが子どもも産み育てている……リッパ」という、おそらくディスクールにはのりにくい社会的評価があるということなのである。だが、このような状況は、現代の日本の女性が「子産み・子育て」のみならず社会的活動においてのその評価が求められているということでもあろう。そして両者をこなした女性が日本の社会ではエリート女性と言われるのではなかろうか。しかし、現在、これは一部の女性が享受しえることであるかもしれない。エリートになれない多くの女性にとって、「子産み」は依然として自己の「存在証明」であることに変わりがない。

　そして、第三点は、結婚の成就が「子産み」によって完成されると考えられるからではないか、ということである。つまり、「子産み」が夫と妻の性愛の証と受け取られているということである。私は、ある不妊女性の、夫婦

の血縁の子どもは「男と女の出会いのシンボルみたいな意味」ということば
が忘れられない。それは日本の近代家族の中でも、ないがしろにされてきた
と思われる「性愛」というものがあったのだという感慨であったのかもしれ
ない。しかし、男女の性愛の証が真摯に生殖に求められているのが、不妊の
カップルであるという事実に皮肉を感ずるが、子どもが性愛の証であること
が養子を否定する理由であるとすれば、近代家族の排他性を感じないわけに
はいかないのである。

　こういうことはできるだろう。日本の女性が望んでいる家族は、完璧な
（私と夫の遺伝子を受け継ぎ、私が産んだ）子どものいる「完璧な家族」であ
る、と。だからこそ、不妊女性たちは辛い不妊治療であろうと体外受精であ
ろうと受け入れ、その完璧な家族の実現を目指そうとしているのではないか
と思われる。

5．文化・社会的背景からみた先端生殖技術の実施基準に望むこと

　これまで、先端生殖技術の臨床応用を念頭に、日本の家族・親子観をみて
きたが、それは次世代を作る側の視点であった。しかし、先端と言われる人
工生殖の技術が日ごとにその進展を進めていく中で、最も考慮されなければ
ならないことは、その技術によって生まれてくる子どもたちのことであろう。

　ピーター・シンガーの『生殖革命』［1984＝1988］のプロローグ、「21世紀の
ディナー・パーティー」はさまざまな生殖による家族のあり方──①これま
での性交と生殖の一致によって子どもを得た家族、②体外受精によって子ど
もを得ようとする夫婦、③冷凍受精卵と孵卵器によって計画的に 4 人の男女
の子どもをもとうという夫婦、④自分自身の娘、つまり、クローンをつくろ
うとする独身女性──を暗示している。また、アメリカの養子縁組や代理出
産によって子どもを得たゲイ・カップル家族の写真（『毎日新聞』1995年 2 月
22日）は家族とは何かを考えさせられる。

　近代家族は、「結婚・性愛・生殖」の三点をセットにした家族である。現在
の日本の社会では、そこに多少なりともほころびがあるとはいえ、おおむね

この家族が守られている。そのことが代理母や代理出産への要求を表面化させない要因であろう。だからまた、人工生殖に関する実施基準もその方向に沿っていると言えるであろう。しかし、近代家族を守ろうとすることは、他方で、結婚・性愛・生殖が結びつかない人々や家族に対して排他的とならざるをえない。それは、いかに差別であると告発しようと、「近代家族」を正常とするかぎり避けがたいことである。すでに、結婚と性愛が結びつかない状況を経験しつつあるわれわれだが、先端生殖技術はさらに性愛と生殖を分離する技術である。現在、この技術の進展に対し、日産婦会が決める基準にただ従っていればいいという状況ではないことは明らかである。

　したがって、今後、人工生殖が「人の誕生」か、という問いとともに、代理母・代理出産の可能性について議論がなされねばならない。その際、技術の適用を受ける側の問題が考慮されねばならないことは言うまでもないが、どのような家族を選択しようと、家族が子どもという新たな人間の生育環境であることが否定されないかぎり、いまだ単親家族の子どもや養子などが差別されている状況をみるとき、生殖技術の臨床基準こそ、生まれてくる子どもやその家族は当然ながら、現に存在している差別化されている子どもや家族に対する配慮が望まれる。

【注】

1　代理母が出産後母親の権利を主張して裁判になったベビーM事件や精子バンクから得た白人男性の精子のつもりが黒人の子どもが生まれ訴訟になっているケース（いずれもアメリカ）など、代理母、代理出産や未婚女性への人工授精などにはトラブルが生じている。

2　日本産科婦人科学会による基準とは、1982年に出された「体外受精に関する基準」を指している。その他、「『体外受精・胚移植』に関する見解」[1983]、「ヒト精子・卵子・受精卵を取り扱う研究に関する見解」[1984]、「ヒト胚および卵の凍結保存と移植に関する見解」[1988] などがある。新しい技術による出産と前後してすぐに、日産婦会による基準や会告が公表されているが、これは、イギリスで世界初の体外受精児（ルイーズ・ブラウン）が誕生した1978年から、東北大学・鈴木雅洲グループによって日本初の体外受精児の誕生までの５年間、体外受精は「試験管ベビー」と言われ、賛否両論が展

開されたからであろう。AID は、1949年、慶応義塾大学・安藤画一グループによって
初めて行われた。このときも新聞・週刊誌などのマスコミに取り上げられたが、世論に
よる生殖技術の基準作りへの声は生まれなかった。しかし、人工授精に初めて成功した
安藤教授は、マスコミにことあるごとに、「不妊の悩みを解決するのが医者の責任であ
る」と語っていたが、その後、不妊研究を行っていた大学間で、どこが初めに体外受精
に成功するかがひそかに競われてもいたのである。その間の事情は、大田 [1983] に詳
しい。

3　脳神経外科医の半田肇氏は「わが国固有の宗教や風土に培われてきた生死観があり、そ
れを無視して、この脳死と臓器移植論議を推し進めることは難しいように思われる」(梅
原 [1992:36] と、「人の生死」の判断を医者だけが行うことに懸念を表明している。

4　生殖技術に関して医者が文化・社会的状況を無視できないのは、【注】1 で述べたよう
に、世論による問題化状況も要因であった。しかし、不妊治療として用いられる技術の
対象者がほとんど女性であり、また日産婦会のメンバーがほとんど男性であるというこ
とは、患者/医者の非対称性とも重なり、基準に男性からみた家族観・女性の子産み観
が反映されているのではないか、とみることもできる。

5　ジョン・スチュワート・ミルの「他人への危害」の原則とは、「文明社会の成員に対し、
彼の意志に反して正当に権力を行使しうる唯一の目的は、他人に対する危害の防止で
ある。彼自身の利益は、身体的なものであれ精神的なものであれ、十分な正当化理由に
はならない。」(J・S・ミル『自由論』) というものであり、脳死・臓器移植、代理母、
代理出産など、第三者の身体の部分を必要とするとき、よく引かれる論である。しか
し、私はミルのこの原則では、先端医療技術に対する道徳ないし法は導かれないものと
考えている。詳しくは、リー [1993] を参照。

6　1990年 5 月から1991年 4 月まで、お茶の水女子大学生命倫理研究会によって行われた調
査を指す。本章におけるその結果紹介および引用は、この研究報告書「女性と新しい生
命倫理の創造―体外受精と家族関係をめぐって」による。なお、本文中の引用箇所の
ページ付記のないもの、また、地の文として表記したものは、報告書第 2 部第 3 章「女
性と不妊治療―聞き取り調査―(浅井美智子) 118-142」からのものである。

7　『ア・ブ・ナ・イ生殖革命』[1989] では、北陸地方に住む不妊女性 O さんの事例とし
て、地方の産めない嫁の深刻さが紹介されている。

8　ここでは、混乱を避けるために幕藩体制 (江戸時代) における武士階級の家族制度を
「家制度」と記述し、明治期に制度化された家族制度を「イエ制度」と記述する。単に
「家族制度」と記述した場合は、「イエ制度」を指している。

9　明治期に作成された旧民法は編纂から施行まで28年という時間を要している。その間、
激しく民法法典論争が繰り広げられたが、家制度の家族道徳を民法に盛り込みたい穂
積八束 (東京帝国大学教授) は「民法出テ、忠孝亡ブ」と嘆いたと言われるが、「隠居
制度」や「養子制」(後継ぎ、親の面倒をみるための制度であった) は民法に盛り込ま
れたし、小学校の修身では盛んに親孝行が説かれたのである。

10 たとえば、18世紀フランスでは、女性が子どもを産んでも里子に出す習慣があり、子産み・子育てが「一人前の女性」であることの評価にはなっていなかった。里子に出された子どもの身体的悲惨さをみかねた医者から、再三、女性は自分の子どもを自分の乳で育てるべきだという勧告がなされたほどである。

11 斎藤［1991］参照。

【参考・引用文献】

梅原猛編、1992『「脳死」と臓器移植』朝日新聞社。

米本昌平、1989『遺伝管理社会—ナチスと近未来—』弘文堂。

お茶の水女子大学生命倫理研究会編、1991「女性と新しい生命倫理の創造—体外受精と家族関係をめぐって」報告書、お茶の水女子大学生命倫理研究会。

中野収、1992『「家族する」家族』有斐閣。

Singer, Peter and Deane Wells 1984=1988 加茂直樹訳『生殖革命—子供の新しい作り方』晃陽書房。

大田静雄、1983『試験管の中の子どもたち—人工授精時代』三一書房。

Lee, Simon 1986=1993 加茂直樹訳『法と道徳—その現代的展開』世界思想社。

青木やよひ編著、1989『ア・プ・ナ・イ生殖革命』有斐閣。

斎藤学、1991「過食・拒食症とセルフヘルプ・グループ」『社会精神医学』第14巻2号 星和書店。

明治民法、1944 文部省社会教育局訳（国立女性教育会館所蔵）。

教育勅語、1942 文部省社会教育局訳（国立女性教育会館所蔵）。

第3章

……………………………………………………………………

生殖技術とゆれる親子の絆

1．生殖技術が提起する親子の問題

　私たちは血縁の親子という意味を疑いなく生きてきた。今も大方の人々にとってはそうであろう。しかし、血縁が親子にひとつのありようでしかないこと、また、血縁ゆえの親子のトラブルも知っている。

　体外受精に表象される先端生殖技術（以下、生殖技術と略記する）は、親子の「血縁」の意味をあからさまなかたちで示した。すなわち、生殖技術は、生命の誕生が精子と卵子の結合を「人為／技術」によってなしえるということ、また、父母の役割が生命の素材の提供者であることを如実に示したのである。だが、これは親子の「血縁」の意味を特権的に幻想化することに加担することにならないだろうか。

　現在、日本における生殖技術の臨床基準[1]は、遠景の、すなわち現代の多様な親子のありようについては考慮していない。「不妊治療」という名において、制度的に結婚したカップルに「血縁」の子どもを提供することにきわめて熱心である。これは、制度的に容認された夫婦とその血縁の子どもだけが「親子」と呼ばれるべきだと暗に示しているように私には思われる。また、血縁の子どもが提供できれば、親は何の問題もなく営まれるだろうと無意識に考えているように思えてならない。

　さらに、臨床基準は提供卵子や代理の妊娠・出産を否定しながら AID（Artificial Insemination with Donor's Semen：男性不妊の妻に第三者の精子を人工授精して子どもをつくること）を実施してきた正当性や、顕微授精がいとも簡単に認可されている根拠などを説明していない。

　たしかに、子どもはつねに私的選択の結果でありながら、歴史的・社会的

被拘束性を免れるものではない。生殖技術はこれらに加えられた新たな拘束とみなすこともできる。子産みの選択が外的拘束を免れないものであるとするなら、生殖技術の臨床基準は、社会的合意を得た上で決定され、しかも、できるかぎり最小限度にとどめられるべきではある。

　しかしながら、臓器移植問題が新たな「死」の問題を提起したように、生殖技術は新たな「生」の問題を提起した。技術によってもたらされた新たな「生」の問題は、「社会的合意」という次元だけではたして解決できるものであろうか。死は基本的に個人の問題（個体の死という意味で）であるが、人の誕生である生は個体ではなく親子という「関係」の問題である。

　これまで、「親子」のありようは「社会的なもの」（ドンズロ［1991＝1997：7］）の複合として形成されてきた。それは科学や技術によって決定されるという領域の問題ではなかった。生殖技術はたしかに子どもを「つくる」技術である。けれども生殖技術を実施する医者が「親」と呼ばれないように、子どもをつくるために生物的に部分だけを提供する、卵子や精子の提供者や妊娠・出産した女性だけが「親」と呼ばれるわけにはいかないだろう。まして、医者が親を選別する正当性は見当たらない。

　本章の目的は、堆積された、あるいは生きられている親子に、子どもをつくる生殖技術がどのような意味をもたらすのか、「血縁」という観点から検討してみることにある。

2．生殖技術が提起する問題

（1）生命を操作する生殖技術

　技術が生殖に介入するとはどのような意味であろうか。避妊、出産から堕胎に至るまで、生殖に技術が伴うことはそれほど新しいことではない。近年、にわかに問題化されている生殖技術はその過剰性においてであると言えるだろう。つまり、これまでの一連の過程であった生殖が、技術によって分節化されたため、親子という全体性を確保できないという意味である。

　これを如実に示しているのが「体外受精」である。文字通り、体外受精

は体外で受精させる技術である。今日多く実施されている体外受精は、正式には「体外受精—胚移植（IVF-ET：In Vitro Fertilization and Embryo Transfer）」という。「卵子を体外に取り出し精子と結合させ、受精卵を移植する」この技術は、これまでの生殖の意味を一変させた。つまり、生命を誕生させる（あるいは誕生させない）ための、また、どのような生命を生み出すのかという、まさに生命を操作する回路を開いたからである。

　たとえば、男女の産み分け（精子をX精子とY精子に分けて受精させる）は、卵子と精子の自由な組み合わせや妊娠・出産する女性の選択（代理出産）などを可能とする。また、生殖能力のない精子を物理的に受精させる顕微授精、多胎妊娠における減数手術、凍結保存された受精卵の行く末などの問題もある。私たちはこれらにどのような意味を導き出しえるだろうか。

　これは「技術」の用いられ方という次元を超えている。私はかつて技術によって開示された生殖の問題は、技術の用いられ方の問題であることを述べてきた[2]。基本的にその考え方は変わっていないが、微妙に異なる見解をもつようになった。それは、このようにすでに始まってしまった技術を前提として、議論を進めてしまってよいものかという疑問である。体外受精などですでに子どもが生まれてしまっている事実があるから、それを否定できないということであれば、そもそも議論自体が成り立たない。新しい技術は議論前に、あるいは立法化前に事実化してしまえば、何でもできるという地平を開くことになる。それゆえ、私は生殖技術の用いられ方を議論する際、少なくとも生殖技術が生命を操作する技術であるという視点は留保しておく必要があると思っている。

（2）生殖技術がもたらす多様な側面

　生殖技術は不妊の人々への「福音」として語られてきた。実際、生殖技術は「不妊治療」[3]という名目でなされている。生殖にかかわる技術はこれまで「不妊」に対処してこなかった。したがって、現実の社会において不妊という問題は隠蔽され、子どもを欲しながらも不妊の人々は個人的にその苦悩を引き受けねばならなかった。今でもそれは個人的なことであり、隠蔽される事情に変わりはない。そこには子産みを強制する社会的抑圧の言説ないしイデ

オロギーがあるからであろう。いや、今日では、子産みの抑圧を感じなくとも不妊治療によって子どもをもちたいという人々はいるに違いない。それゆえ、技術によって子どもをもつことが可能であればそれは喜ぶべきことではある。

　だが、生殖技術は不妊と診断されるだけで受容できるものでない。子どもを欲しなければ技術の対象にはならない。つまり、生殖技術は病いの治療ではないのである。とりわけ人工授精や体外受精、それらはダイレクトに子どもをつくる技術である。そこにこだわるのは、「技術によって子どもをつくる」ことがまったく新しい事態を招いているからである。つまり、私たちはそれを受け止める何の倫理基準も社会的意味ももち合わせてはいないということなのである。

　ここで、私は「不妊の人々への福音」という意味を否定しようというのではない。生殖技術が「不妊の人々への福音」以外の意味をもたらしうるということを言いたいのである。生殖技術は不妊でなくとも社会的に子どもをもつことが容認されていない人々の子どもをもちたいという欲望をも喚起するだろう。実際、シングルやホモ・セクシュアルの人々に子どもをもたらすことができる（現実に、たとえば、シングルの人がすでに子どもをもっているとき、その親と子は社会に十分受け容れられているだろうか？）。また、生殖にかかわる身体機能を部分的に技術の対象とすることができるので、身体が商品化されることもあろう。さらに受精卵のスクリーニングなどが進めば完璧な子ども（perfect baby）という優生的側面は凍結保存した受精卵を、いつ、だれが、どのようにして、そしてだれの子どもとして誕生させるかという、まさにSF的とさえ言える問題をも生じさせる。

　このように、生殖技術は「不妊の人々への福音」「不妊治療」という文脈だけによって正当化することができない多様な可能性をもっているのである。その可能性が孕む問題を棚上げしたままで、生殖技術の臨床展開がなされてしまってよいとは思われない。

（3）生殖技術の臨床基準がもたらす混乱

　1982年、日本産科婦人科学会（以下、「日産婦会」と略記する）による体外

受精の実施に関する基準が発表され、学会内部での体外受精第一号を目指した競争が始まった。翌83年、東北大学医学部附属病院で、日本初の体外受精による子どもが生まれた。現在（1999年）、体外受精の技術はほぼ確立されていると言われている。もはやこの技術の臨床実施が否定されることはないだろう。

　しかし、1999年現在に至るまで、基準は最初のままであり続け、多くの体外受精児を生み出し、それ以上に多くの体外受精を受けつつ子どもをもてない人々を生み出してもきた。日産婦会の決めた臨床基準は、すでに実施されてきたAIDとの整合性を欠いたまま、婚姻関係にある夫婦に限って体外受精を認可してきたのである。日産婦会は基準を再考することも法的規制を求めることもなく、現在に至っている。

　こうした日産婦会の態度が海外にまで子づくりに行くような事態を招いてきた。だが、生殖技術の基準に法的規制はないのであるから、早晩国内で提供配偶子による体外受精や代理母が実施されるようになることは予測されるところではあった。予測通り、諏訪マタニティークリニックの根津医師が提供配偶子による体外受精を実施したことを公表した。報道によれば、妻の妹から受けた卵子を夫の精子と体外受精させ、妻が妊娠・出産したケース、無精子症の男性の弟から受けた精子を妻の卵子と体外受精させ、妊娠・出産したケースの2件があるという[4]。

　根津医師は多胎妊娠の減数（減胎）手術の実施を公表していることでも知られている。その著書『減胎手術の実際―その問いかけるもの』によれば、減胎手術をせざるをえない理由として、氏は「そもそも多胎妊娠は、不妊治療における副作用です。……（この副作用に対し）全員妊娠、分娩させたり、胎児全員を中絶するという解決策しかないというのは、医師としてあまりに情けないことです」（根津［1998:65］）。だから1人でも2人でも助けることが現状では必要なことだと述べている。そして、今回の提供配偶子による体外受精の実施に対して、「体外受精などの問題は、……学問的に取り扱う日本産科婦人科学会にゆだねたことに大きな問題がある。このままいくら待っていても、国民、不妊症に悩む人たちへの福音は届かない」（『朝日新聞』1998年6月7日）とも述べている。

　根津氏が指摘する通り、不妊治療に関する日産婦会の態度は初めから問題があった。技術によって多くの子どもを生み出し、不妊の人々の子どもをもちたいという欲望を喚起しておきながら、受容者を選別するような基準を設ける。他方では、先端的な技術、たとえば、凍結受精卵からの妊娠・出産、顕微授精などは次々と実施を容認してきた。こうした矛盾は、日産婦会が技術によって子どもをつくることの意味や親子とは何かということについて真摯な問いをもってこなかったことを意味しよう。

　しかし、日産婦会の態度に問題があることは明らかに否定できないとしても、それでも今回の根津氏の言説には首肯しがたいニュアンスがあるように思う。それは、「不妊治療」を正当化するその認識においてである。つまり、そこには「子どもをもつこと」に対する疑いようのない肯定があるとみえることである。もちろん、子どもをもつことを否定的に捉えようというのではないが、不妊の苦しみを除去するためには、ただ子どもがもてればよいとする意識は、あまりにナイーブすぎはしないだろうか。

　それは、卵子や精子の善意の提供や妊娠・出産の善意の代理が商業的な提供や代理へと変わるのはひとまたぎであるし、また、そのような親子を社会がどう受け止めるかは、まだ何も議論されていないからである。さらに言えば、不妊治療を受けず、あるいは受けられずに不妊の苦しみを引き受け生きている人々に対する抑圧として作用するとも考えられるからである。

（4）「血縁」をめぐる生殖技術の矛盾

　ところで、今回、根津氏が公表した提供卵子、提供精子による体外受精の実施が示したことは、生殖技術が生殖を分節化するという明白な事実である。換言すれば、この技術はこれまで自明なこととして疑いようのなかった親子の血縁を分断するということである。かつて不妊のために血縁の子どもをもてなかった人々に子どもをもつことを可能ならしめる技術が、実は血縁を分断する技術でもあることは皮肉なことである。

　生殖技術の臨床基準が問題的に取り上げられるのはまさにこの点においてである。1949（昭和24）年以来実施されてきたAIDが如実に示しているように、生殖技術は父親との遺伝的つながりのない親子を生み出してきた。精子

提供による子どもの誕生を長年認めてきた事実は、提供卵子による生殖を認めないことへの不満としてくすぶり続けてきたと言えるだろう。

　そもそも生殖において精子を提供するだけの男性に比べ、女性は卵子をつくり、妊娠・出産するという身体過程を伴うゆえに、第三者が生殖にかかわる途は、親子関係ばかりか技術的にも複雑な選択肢を用意する。

　いわゆる代理母と呼ばれるものがある。これには人工授精型と体外受精型がある。それぞれがまた単純ではない。人工授精型では、通称「ベビーM事件」[5]と呼ばれてアメリカで問題となったような、夫の精子を第三者の女性に人工授精して妊娠・出産してもらう場合と、人工授精までは同様だが、着床前に洗い流して妻の子宮に受精卵移植し妻が出産するものがある。また、体外受精型の選択肢もある。第三者の卵子と夫の精子を体外受精させ、その女性が妊娠・出産する場合（AIDと同じだが、人工授精でなく体外受精するというもの）や、第三者の女性と夫との受精卵を妻の子宮に戻して妊娠・出産する場合などがある。

　さらに、卵子の提供ではなく、妊娠・出産を肩代わりしてもらう、いわゆる借り腹もある。これは妻の子宮に問題がある場合であり、精子と卵子は夫婦のものであるので親子の遺伝的つながりはある。

　このように、提供卵子や妊娠・出産の代替は、方法や組み合わせも複雑だが、結果として親子の血縁関係をも複雑にする。しかも、これらの方法はAIDにおいて親子の遺伝的つながりのないことを隠蔽するようには、その内実を隠蔽することが困難である。海外で代理母や代理出産が行われている現在、根津氏が投げかけたことは、こうした複雑な親子関係を私たちの社会はどう受け止めることができるのか、できないのかという問いでもあると言えるだろう。

３．医療化される生殖

（１）生殖技術は子どもをつくる「手段」？

　「日本の医学ほど世間の評判、とくに新聞にどう書かれるかを気にし、世間

体や世俗的名誉を重んずる分野も少ない」（米本［1994:180］）と米本昌平氏は述べている。日産婦会が生殖技術の適用者をこれまでの家族観に沿った、つまり正式に結婚した夫婦のみに限定してきたのは、あるいは世間や世俗を大いに気にしてきたがゆえであるかもしれない。そうであるとするなら、生殖技術の臨床基準を決めた日産婦会の医者たちと世間は親子観を共有しているということにもなるだろう。つまり、生殖技術の基準は日本の社会が求める親子関係の反映であることになる。

　しかし、不妊治療の現場で提供卵子による体外受精が切実に求められたり、海外に出かけて卵子の提供を受けたり、代理の妊娠・出産が行われている現実を考えると、現代の日本の社会で、「血縁の親子」や「産みの母」という親子観は、それほど強固に意識されていないようにも思える。現行の基準はすでに時代に沿わないものになっているのであろうか。

　私は、生殖技術に向かう不妊の人々は、むしろ、たとえわずかでも血のつながりや産むという身体的絆への可能性を技術に期待しているのではないかと思う。それは、顕微授精がいとも簡単に実施されてしまう背景とも重なる。また、父親と遺伝的つながりのない子どもを生み出す AID が長く実施されてきたが、生まれた子どもが実子として届けられ、血縁の切断された親子関係が隠蔽されている事情があることからも推測される。さらに、不妊の女性たちが養子という選択肢をあまり意識していない[6]ことからも血縁や産むことへのこだわりを感じ取ることができる。

　日本の社会では、このような「血縁」や「身体的絆」という親子関係へのこだわりが強い理由として、日本における家族意識が、自然の「夫（父）・妻（母）・子ども」という家族の形式を重視する構造があることを別稿（浅井［1996:276］）で指摘してきた。「自然」というのは、親子に血縁関係があり、かつその母親が産んだ子どもとでなる親子という意味である。また、「形式」を重視することは、夫婦にとって、子どもを欲する男女の関係や子育てよりも、子どもの「存在」が重いということである。

　しかし、このような意識は、性交を血縁の子どもをもつための手段とみなす意識につながっていくだろう。

　もっとも、性交を、子どもをつくる手段とみなす意識は、生殖技術の出現

によって生まれた新しいものではない。戦時下の『戦時家庭教育指導要項』は、夫婦の目的が親子をつくることであり、男女（の性）は手段であることを明言している[7]。これは明治期に作られて「イエ制度」の家族観を具体化したものである。このように意識化させられてきた歴史は、性交を手段とみなす土壌を形成してきたとも言える。もちろん、それが日本人の意識をいまだ縛りつけているとは思われないが、男女の性愛よりもその結果が重んじられるという意識がかたちを変えて続いていることは推測される。

　こうした背景があるからこそ、世間を気にする日産婦会は体外受精を夫婦間に限って容認してきたのであろう。また、血縁の子どものいる家族の存在は重く、技術を手段とみなすことができるからこそ、不妊の夫婦が広く体外受精を受け容れることができるのだと考えられる。

　しかし、「技術を手段として捉える考えが前提とされて」（河上［1997：33］）いるかぎり、生殖技術の倫理性は技術をどこまで容認していくのかを議論していくには限界が生じるだろう。なぜなら、手段とは生殖技術が夫婦の子づくりを代替することであって、それは目的も過程も捨象する。どのような親子を営むかは個人的なことではあるが、フェミニズムが言うように政治的なことでもある。つまり、医療の中で行われる子づくりは、医療の中の政治によって決定されてしまう危険を孕んでいるのである。

（2）医療化された出産

　今日、体外受精をはじめとする生殖技術を用いた不妊治療は、先端医療の研究施設である大学病院ばかりでなく一般の病院でも行われようになった[8]。体外受精で生まれる子どもも無視しえない数に達している。不妊治療が多くの施設でなされるようになった背景には、もちろん技術の進歩や医薬の開発があるだろう。しかし、見落とされがちだが、その前段には、出産が医療機関で行われることを当然（自然）と受け容れてきた現実がある。

　日本では、昭和30年頃まで、出産はほとんど家庭の中で産婆（助産師）の手によって行われていた。現在の日本では、施設内分娩は全分娩の99.9%（病院54.1%、診療所44.8%、助産所1.0%）の割合を占めている。この変化は、1955年から1965年までのわずか10年間の急激な変化である。今では、お産を

するのは病院が当たり前という時代であることがうかがえる。子どもは病院からやってくるものとなった。

このような変化を促した契機は、戦後のGHQの衛生管理の方針と1948年（昭和23）年に公布・施行された「優生保護法」が男性の産婦人科医の活躍の場を増やしたことにある。つまり、戦時中の「産めよ、殖やせよ」の政策が「産児制限」へと転換されたため、人工妊娠中絶を行える産婦人科医が生殖医療の重要な位置を占めるようになったのである。中絶は、「当時だれでもが平常産を医療の必要な領域としてではなく、女性の暮らしの一部とみなしていた」（吉村［1996：134］）お産に、医療が介入してくる、まさに契機となったのである。

たしかに、病院・診療所には設備があり医者がいる。自宅よりも安全なお産が確保できるだろう。だが、施設でのお産は別面、管理されたそれでもある。つまり、施設での分娩では、たとえば仰臥位分娩や会陰切開が当然のように行われている[9]。また、ウイークデーの昼間のお産が多いことはよく聞くが、これは陣痛促進剤が通常に投与されている結果である。実際には、「お産は昼夜ほとんど同じくらい起こる」（吉村［1996：72］）のが生き物としての人間の生理である。病院での出産はまさに医療サイドに都合よくルーティン化されているのである。

それでも、施設での出産が圧倒的に多いのは、それが「安全」「自然（当然）」と考えられているからであろう。しかし、これが不妊治療において、「お医者さんに子どもをつくってもらう」という意識につながることは予測できることである。つまり、一旦、医療に囲い込まれてしまえば、それは容易に個人の手には戻ってこないという意味においてである。出産の場が自宅から施設へと急激に移行した事実とその後の出産の医療化の変化がそれを証明している。平常のお産が今でも自宅で可能であるのとは異なり、不妊治療は先端医療技術によってもたらされた。それは自宅ではできないのである。

（3）社会的「不作為」の中の不妊治療

現在、不妊治療としての生殖技術（最近では、生殖補助技術とも言われる）が社会的に正当化される理由は、結婚した夫婦の「不妊の苦しみを除く」か

らであると考えられている。それが、「生殖の権利」に替わることはないと思われるが、医療サイドがそれを掲げるようになれば、提供配偶子の体外受精だけでなく代理の妊娠や出産の選択もあるいは可能になるのではないかと思われる。

　「産科医が出産の専門家とみなされていること、また産科医のほとんどが男性であることから、『産ませてあげる、または産むことを管理し、手助けする』立場を中心に、方法が決定されている」（吉村［1996：84］）のが、現代の出産状況である。同じ場で行われる不妊治療もまた医療サイド主導で行われていることは間違いない。

　このような状況で行われる「不妊治療」に対して、政治も社会も何もしてこなかった。この不作為こそが生殖医療の独走を許してきた原因である。たしかに、医学の権力は大きい。しかし、それは日本の社会の「不妊」に対する無関心の結果でもある。子どもをつくることができる技術が医療という閉鎖された中で行われている事実は、当然つくる主体である不妊の人々をどこか置き去りにしているものである。

　実際、最先端の医療技術が駆使されている医療の現場では、不妊の人々（主に女性）は、一旦不妊治療にかかれば、その方法に疑義をさしはさむことは難しく、あたかもベルトコンベアーに乗せられたように体外受精への階段を昇ってしまうのだという[10]。そこには、インフォームド・コンセントなどの入り込む余地もなさそうである。たとえ、先端医療の内容を少々説明されたとしても、一般の人々にたやすく理解できるものでもないだろう。

　しかし、だからといって不妊治療に向かう人々に、先端医療への不安がないわけではない。とりわけ、不妊治療の多くは、たとえ男性不妊の場合でも女性の身体を対象に行われるものがほとんどなのである。したがって、女性は医療技術への不安ばかりか、身体的・精神的苦痛は並大抵ではないのである。それでも、先端技術を実施する医療施設の増加をみれば、生殖技術の受容者は同様に増えていると言える。かつては数少ない大学病院で行われていた技術が身近な医療施設で行えるのである。それは、出産同様に生殖自体が医療化されていることをも意味していよう。

（4）変容する「自然」の意味

　「『日本人』にとって『自然』というのは、倫理的な価値判断の指標である」（柘植［1995:58］）と指摘されるように、「自然」はどのような生殖技術を受け容れることができるかできないかを判断する重要なメルクマールである。

　かつて、帝王切開や会陰切開を不自然だとしていた意識は、出産が医療施設の中で医療的に扱われることが一般化することによって、その不自然さが払拭された。もちろん、これらの技術が「自然」となったわけではなく、受容する側が「不自然」と感じなくなったからにすぎない。「自然」と表現される内実はつねに変化している。

　では、病院での不妊治療による子づくりは不自然でなくなっていくのだろうか。1997年に私が行った不妊治療・子どもをもつことなどに対する自然観を聞いた調査[11]で、次のような興味深いデータが得られた。

　この調査では AID や提供精子による体外受精を「自然でない」とみる人が約75％いるのに対し、夫婦間の体外受精が「自然でない」とする人は約35％であった。また、代理出産や代理母を「自然でない」とする人は、それぞれ79％、83％であった。

　ここでは不妊治療を受けたか受けてないかはまったく問うていない（体外受精によって子どもをもったことを表明していた女性は若干いた）。したがって、回答している多くの女性は普通に子どもをもった人たちであろう。それでも、夫婦間の体外受精を「自然でない」とする割合は、血縁のない子どもや代理母や代理出産を「自然でない」とする人の割合よりかなり低い。この数字から、血縁の絆、産むという身体性を親子の自然とする意識の強さと同時に、夫婦間であれば、体外受精が「自然でない」とはそれほど意識されていない、とみることができる。

　このような自然観は、当然、不妊の人々にも共有されているであろう。とすれば、「技術によって子どもをつくる不自然さ」は、次第になくなっていくと予測される。

　しかしながら、「血縁の子ども」「産むこと」へのこだわりはまだまだ強い。それは、「女性であること」と「結婚」が「子どもを産むこと」と分かちがたく結びついていると考えられるからである。同調査では、「結婚したから」

「女性であるなら」子どもを産むことが「自然」であると考えている人の割合がかなり高かった（ともに約80％）。これはすでに家の存続のために子どもをもつという抑圧に強固にさらされているわけでもない現代の多くの女性たちが、それでも産むことに、血縁の子どもをもつことに執着する理由とみることができる。つまり、「結婚と子産み」のセットを「自然」とする意識が強いということである。

　不妊治療で子どもをもったあるカップルは、子どもをもつ前に、テニス仲間から何気なく「夫婦二人だけだから、ファミリーの試合にはでられないよ」（バルーン編集部［1997：54］）と言われ傷ついたことを表明している。彼らは、このことばに、夫婦2人きりでは「家族」ではない、家庭をつくれないという「世間の常識」をみているのである。つまり、彼らは「自分たちは自然でない」と意識させられているのである。「自然」のディスクールは、「そういうもの」であることであり、「そういうものでないもの」を認知しない。それゆえにこそ、「自然の言説」は強固に排他的なのである。

　したがって、「子どもの存在こそが家族の自然の姿」であるとする言説が強固に作用すれば、技術によって子どもをつくることの「不自然さ」は捨象されてしまうだろう。たしかに、現時点の日本社会では、「血縁の子ども」「産むこと」を自然に還元する意識は強く、提供卵子や提供受精卵、代理の妊娠・出産を選択できる可能性は小さいと言えるかもしれない。しかし、「子どものいる家族」が「自然」とされる、その自然の内実が別のそれに替わるとき、これらの技術が受け容れられていく可能性は否定できない。

　つまり、出産が医療化され、不妊治療というルートから生殖そのものも医療の中に取り込まれようとしている現在、それは、「自分（たち）のつくった子どもという意識さえもてれば、どのようなつくられ方であろうとも、それが「自然」と感ずる回路を開くことになるだろう、ということである。

4．複雑化する親子関係

（1）「本当の親子」という言説

　根津氏の提供卵子による体外受精の実施の公表後、朝日新聞の解説に「非
配偶者間人工授精や体外受精で生まれた子どもが将来、自分の本当の親を知
りたいといった時に、その権利はどう扱うべきだろうか」（『朝日新聞』1998
年6月23日、科学部：桑山朗人））という文章が載っていた。私は、「本当の
親」と何気なく書かれたことばに、いかに「親子の血縁」が今日の日本人の
意識を強固に呪縛しているかを感ずる。

　ここで言われている「本当の親」とは、もちろん配偶子を提供した人のこ
とである。しかし、このことばは、「自然」と同様、排他的な面をもってい
る。AID によって生まれている子どもはすでに数すら知れない状況にある。
実子と届けられているにせよ、彼らの父親は「本当の親」ではないのだろう
か。まして、精子を提供した人が「親」であると言えるのだろうか。提供者
自身が「親」と自覚しているとも思えない。

　しかし、この言説は図らずも「血縁の親子」に対する日本人の意識を明る
みに出した。血縁、すなわち遺伝的つながりを「本当」ということばに置き
換えてしまえば、AID が生み出した子どもはもとより、親との血縁関係を
もたずに生きている他の子どもをも差別化してしまうことになるだろう。つ
まり、現にある養子や婚外子への差別の列に、生殖技術によって生まれた子
どもを付け加えることになるのである。しかも、現代社会には、親の離婚や
再婚によって義理の親と暮らす子どもが多い。こうした血縁のない親子関係
は、すでに特異なケースではなくなっているのである。

　「本当の親子」を「血縁」に求める意識は、「生きられる親子」を想定して
いない。それは後ろ向きの意識である。人間が生まれること自体、絶対的な
受動性以外の何ものでもない。生まれてしまった自分と親との関係が「本当」
でないとされれば、子どもは自己の生を肯定できないことになってしまうだ
ろう。ひとはその存在に何かしら意味を見出したいものである。存在自体が
「本当でない」と社会に烙印を押された子どもに、いったいどのような存在の
意味を見出せというのだろうか。

　また、「本当の親」ということばは、「産みの親」という意味でも使われて
きた。「継母」「継子」は、差別の言説を多く作り出してきたが、それらは一
様に継母と継子が本当の親子ではないがゆえに傷つけ合う物語として紡がれ
語られてきた。それはしかし、物語であって事実ではない。このような物語
は事実の確認として語り継がれるよりも、多くの場合、継母・継子に関係の
ない人々の、その存在の確認として機能してきたのだろう。

　だからこそ、「血縁」や「産むこと」を軸に語られる「本当の親子」という
言説は、どのような文脈において使われるかが問題なのである。「血縁」や
「産むこと」を分断する技術について語るとき、それは「生きられる親子」と
してでなくてはならないだろう。

　つまり、「親」ということばは、本来、社会的意味で使用されるものであ
る。ただ、生殖技術が生殖を分節化するまでは、生物学的意味での親と社会
的意味での親が一致していたにすぎないのである。

（2）望まれる子ども、望まれない子ども

　近年、日本の出生率の低下は著しく、上向く気配もない。だが、「少子社会
でありながら『赤ちゃん輸出国』でもある日本は、先進国として異例の存在」
（朝日新聞大阪社会部［1995：158］）であるという。「赤ちゃん輸出」とは国
際養子のことである。養子先はほとんどアメリカである。国際養子はほとん
どが経済格差、政情不安がその要因である。そうした要因をもたない日本が
「赤ちゃん輸出国」であるという事情は、まさに日本の社会の問題である。

　国際養子に出される子どもたちとは、親に望まれない子どもであると同時
にその存在を否定したい子どものことである。つまり、彼らのほとんどが、
未婚の女性が産んだ子ども、夫以外の男性との関係においてできた子ども、
前夫との間にできた子どもなどであるらしい。彼らは、「たまたま産婦人科な
どで紹介された斡旋団体が海外にコネクションをもっていたために」（前掲
書［1995：165］）海外に旅立っていく。望まれない子どもを国際養子として
周旋する「産婦人科」とは何を語っているのだろう。

　それは、ひとことで言えば、日本の社会の貧しさ—経済的貧しさという意
味ではもちろんない—であろう。産婦人科医は、生殖技術によって望まれる

子どもを必死につくり、望まれない子どもを人工的に中絶し、中絶ができない子どもは海外に遺棄してなかったことにしてしまう、そういう役割をしているのである。しかし、これは産婦人科医だけに責任を押し付けるような問題ではない。子どもよりも親の都合を優先させることを当たり前とする日本の社会の問題なのである。

育てることの困難な子どもはどこの国にもいるだろう。日本では、それをサポートする施策があるのでもなく、作るでもない。要するに放り出しているにすぎない。それは生殖技術に対して何もしてこなかったのとまったく同じ構図である。まさに、日本の社会は、子どもを社会的に育てることの意義や意味をもっていないことを表明している。

これは、他方で、「結婚」と「血縁の子ども」がセットとなった家族の排他性の結果であり、また、子どもを親の所有物とみなすような、共有された意識の結果である。

かつて、私が調査した不妊治療をしている女性たちは、あまり養子を望んでいなかった。表面化していないだけで、あるいは養子を望む人はいるのかもしれない。しかし、日本では養育を目的とした養子[12]は実際に多くはない。

「体外受精を含め、アメリカで、受精卵移植や代理母が、一方で強い反対の声があるにもかかわらず、これが実際に行われることの背景には、この国の養子縁組という特殊事情がある。アメリカでは養子の求めが非常に多い。所得が多い人は、自分の子どもが三人四人いてもその上養子を求める例が少なくない」（米本［1994：175］）という。だから、アメリカに養子に出される子どもはかえって幸せだと単純に結論することはできない。アメリカでは、子どもは白人の養子が絶対数として不足していることや、もらい手のないドラッグ・ベビーが多く存在している現実がある。アジアの子ども、とりわけ日本人の子どもはドラッグの心配も、産んだ親に取り戻される心配もない安全な子どもであるらしい。

しかし、問題はそういうことでもない。アメリカでは、子どもは家庭の中で、家族の中で育てられるのが幸せであるという意識が共有されている。さらに血縁のない子どもを、その信念に従って養子に迎えて育てようとする人々が実際にいるということなのだ。

　提供精子や提供卵子、代理の妊娠・出産によって生まれた子どもは、視点を変えれば、養子なのである。養子を育てる意識も希薄なら、彼らを家族の中で育てる何の社会施策もサポートももたない日本で、このような技術によって生まれてくる子どもをはたして育てることができるのか。育てられる子どもが自分の生に肯定的な意味を見出すことができるだろうか。

（3）「だれが親か」という問いへの疑問

　親子は「生物学的きずなや婚姻によるきずながもたらす一連の権利義務」（ギデンス［1992＝1992：145］）の関係として社会に承認されてきた。つまり、法的婚姻関係にある男女はその生殖の結果である子どもを養育する義務があり、子どもはその権利があるという意味である。

　しかし、子どもは親を選べない。これは摂理である。生を受ける子どもにとってみれば、まさに自己の存在はその初めからまったく受動的である。子どもはつねにその初めから、自分の権利から疎外されている。だからこそ、それには、彼らが親子であるという承認が必要である。

　提供配偶子や代理の妊娠・出産が実際に可能になると、「だれが親か」という問題が生じる。つまり、親子を定義できないのである。生殖を分離した技術が必然的に抱え込まざるをえない問題である。これまで述べてきたように、日本では、日産婦会の臨床基準がこの問題を巧妙に回避してきた。しかし、もはやこの議論を避け続けていることはできない。子どもの親が決定されることは、この社会で生きていくためには不可欠な条件だからである。

　では、生殖技術が生み出す複数の親から、その子の親（ひとりの父親／ひとりの母親）を決定できるのだろうか。

　生殖技術は生殖を分割するのであるから、結果的には、父親を遺伝的父親と社会的（育てる）父親の二者に、母親を遺伝的母親、妊娠・出産する母親、社会的（育てる）母親の三者に分けることになる。この分節化された親は、三つのレベルを示している。遺伝的親は生物学的レベルを、妊娠・出産する母親は身体的レベルを、育てる親はまさに社会的レベルである。

　この三つのレベルが連続している以外になかった状態では、生物学的レベル（身体的レベルはその延長にあった）が親を決定する要素になりえた。

　もっとも、生物学的に確実な親は母親だけであって、父親は類推されるだけである。「だれが親か」という問いは、これと同様、あたかも生物学的レベルから親を決定できるかという文脈で問われているように思える。それは不毛な問いではないだろうか。生物学的にも、身体的にも親を決定できない状況を作り出すのが生殖技術なのである。もはや、問いの立て方自体を変えねばならない事態なのである。

　では、どのような問いが立てられるのだろうか。子どもにとって、「親」とは社会的意味における親であるほかはない。親にとってみても、現実に育てることによってこそ、「親」という自覚と社会的認知が得られるだろう。したがって、育てる親は「親」であることを疑いえない。問題は生物学的レベルと身体的レベルの親を「親」と呼ぶべきか、と問うてみること以外にはあるまい。

　身体的レベルはすでに社会的レベルであり、妊娠・出産する女性が親であることの自覚をもてば、親と呼ばれていいだろう。しかし、生物学的レベルの親だけが特権的に親を主張することはやはりできない。なぜなら、遺伝的つながりは生物学的には絶対であるが、親子という社会的文脈において、それは相対的問題とならざるをえないからである。

　しかし、これは親子を決定するためのひとつの問いのあり方でしかない。現実には生物学的、すなわち、血縁に固執する意識は現代ではますます強くなっているように思われる。

5．不妊治療が喚起する「血縁」の欲望

　さて、不妊治療として展開されてきた生殖技術であるが、血縁を切断することを前提とするこの技術は、現代の日本の社会では、逆に血縁への欲望を喚起しているように思える。

　家制度からも解放され、家の後継者という意味での血縁の子どもが望まれることもほぼない。結婚したら子どもをもつことを当然とする意識はあるにしろ、子どものいない夫婦が社会からひどい差別を受けているかと言えば、

露骨な抑圧もそれほどないだろう。

　子どもをもちたい理由は、現代では個別化したものとなっている。子ども
を育ててみたい、子どものいる家族を営みたい、自分の生きた証としたい、
子育てによって自分が成長したい等々、不妊の人々ほど切実に子どもを望む
理由を考えているものである。逆説的だが、子どもが欲しい理由を個別に考
えなければならないからこそ、実は不妊がその個人にとって苦痛になってい
るのではないだろうか。つまり、意識的に子どもをもたない人生を送るカッ
プルもいるし、シングルでいたいために出産の機会を逃す人々もいる。子ど
もをもたないためには理由がいるのである。それは、夫婦に子どもがいない
ことに対する社会的共通理解がなくなったと言い換えてもいいかもしれな
い。あるいはまた、家から解放された近代家族において、子どもの意味が変
容したことも一因であろう。

　生殖技術が登場するまでは、子どもができないことは仕方ないことであっ
た。子どもができないことが「不妊症」と命名され「病い」となったとき、
それは克服すべきものへと転換されたのである。現代医学は、病いを克服す
ることを使命としているのであるから、それは当然の方向であった。生殖技
術が不妊治療と位置づけられるとき、子どものできないことは病院で治して
もらう病いとなるだろう。

　病いは個人の身体の問題である。この病いが治癒されるということは、自
分の身体の延長にある子どもという結果が得られなければならない。まさに
不妊治療という医療の文脈に生殖技術が位置づけられているからこそ、血縁
の子どもが望まれてしまうということになる。

　すでに医療の中に生殖技術は定着しつつある。しかし、望んで体外受精な
どの技術を受けても、血縁の子どもを得られないことの方が実際には多いの
である。子どもの誕生を治癒の結果とするかぎり、たとえわずかな血縁、身
体的絆であっても、不妊患者はそれを求めていくだろう。海外に出かけて日
本ではできない技術の適用を受けるにはかなりの時間と費用が必要である。
すべての不妊の人々がそうすることはできない。

　不妊治療を特集した雑誌に、先端生殖技術による不妊治療をしてくれる病
院リストと並んで「全国子授け神社スポット」が掲載されていた。今も昔も

神に「子宝」を授かるように祈ることに変わりはないであろうが、現代では不妊という病いの治癒も祈らねばならないのだろうか。

　不妊を病いとする文脈は、結局、このように神に祈るほかない個人の問題に還元されてしまうのである。子どもができない人々がすべて病いでないとは言わない。病いとして治療できるところは医療の対象となるだろう。だが、結果として子どもの存在だけが期待されるような医療的文脈の中だけで、「子どもをつくる」生殖技術が展開されることは間違いだろう。

　今こそ、「こどもをつくる」ことだけに偏るのではなく、生まれた後の「生きていく過程」を視野に入れた生殖技術についての議論が広く展開されねばならない。

【注】

1　日産婦会が会員に向けて出した基準および会告をいう。主なものは、1982年「体外受精に関する基準」、1983年「体外受精・胚移植に関する見解」、1984年「ヒト精子・卵子・受精卵を取り扱う研究に関する見解」、1988年「ヒト胚および卵の凍結保存と移植に関する見解」などである。

2　「生殖技術による家族の選択は可能か」(『つくられる生殖神話—生殖技術・家族・生命』1995年所収)、「生殖技術と家族」(『生殖技術とジェンダー』1996年所収)参照。

3　子どもをもてない「精神的苦痛を除く治療」という見方もあるが、これを治療というには苦しいところである。

4　この公表後、根津医師は日産婦会を除名処分された。同医師は脱会するとしている。(1998年6月7日、23日　各紙報道)。

5　「ベビーM事件」とは、代理母(依頼主の夫の精子を人工授精により妊娠・出産を代理)が出産後、母親としての権利を主張して裁判になり、全米的に代理母の問題を提起した事件のことである。その他、精子バンクから得た白人男性の精子が黒人男性のものであり訴訟になったケースや、提供精子や代理母で生まれた子どもがエイズ・ベビーで引き取り手がないなど、提供配偶子や代理母、代理出産などによるトラブルはかなりある。

6　かつて私が加わった調査でも、不妊治療をしている女性たちは一様に養子はいらないと答えていた。お茶の水女子大学生命倫理研究会編、「女性と新しい生命倫理の創造—体外受精と家族関係をめぐって」報告書に詳しく述べた。

7　本書「第2章　生殖技術と家族」において詳しく述べた。

8　『Ballon 3　赤ちゃんがほしい』では、読者おすすめの不妊治療施設を全国210施設も紹

介している。

9　仰臥位分娩や会陰切開の他、剃毛、浣腸、血管確保、分娩監視装置など、さまざまな
　　ルーティン化された医療的と言われる処置がある。剃毛など必要とは思われないし、分
　　娩監視装置につながれた妊婦はまさに病人である。

10「もう、不妊のすれっからしになってますよ、お医者さんは。あまりにも、本当に（患
　　者は）モノですね」、と述べている。さらに、不妊外来の初診は「大量生産なんですよ。
　　ベルトコンベアーみたい」（お茶の水女子大学生命倫理研究会編、「女性と新しい生命倫
　　理の創造―体外受精と家族関係をめぐって」報告書、［1991：132-33］）なのだという。
　　このように、生殖技術は医療サイド主導で行われており、不妊治療を受ける人は、モノ
　　のように扱われていると感じているのである。しかし、不妊治療に向かう人たちは、そ
　　れでも自分の子どもが欲しいのである。現場の治療は、技術によって子どもをつくるこ
　　ととか、体外受精が子づくりの手段か、という問いの入り込むわずかなゆとりさえ患者
　　に与えていないようにすら思える。

11　これは、1997年「子産みの『自然観』に関する調査」として筆者らが行ったものであ
　　る。詳細は省くが、この調査では506人の回答あり、お産、不妊治療、家族関係などに
　　関する「自然観」を聞いている。部分的には1998年５月、「出産した女性が考える自然
　　観」（渡邉竹美、浅井美智子）として、日本保健医療社会学会で報告している。

12　日本の養子制度には、「普通養子」と「特別養子」がある。普通養子は従来の養子制度
　　であり、相続や扶養などを目的としている。養親が成人で養子が年下でありさえすれば
　　容易に縁組できる。特別養子は、民法改正に伴い、1988年からスタートした養育を目的
　　とした（児童福祉の立場）養子制度である。この制度では、普通養子では実親との法的
　　関係が戸籍に残るが、それが残らず、実親との関係が法的に断絶される。

【参考・引用文献】

天笠啓祐、1994『優生操作の悪夢』社会評論社。

朝日新聞大阪社会部、1995『海を渡る赤ちゃん』朝日新聞社。

浅井美智子、1996「生殖技術と家族」江原由美子編『生殖技術とジェンダー』勁草書房。

バルーン編集部、1997『Ballon 3　赤ちゃんがほしい』主婦の友社。

Donzelot, J., 1977, *La Police des Familles, Edition des Minuit.*（宇波彰訳、1991『家族に介
　　入する社会』新曜社）。

Giddens, A., 1992, *The Transformatio of Intimacy : Sexuality, Love and Eroticism in
　　Modern Societies,* Polity Press in UK.（松尾精文・松川昭子訳、1992『親密性の変容』而
　　立書房）。

河上睦子、1997「中絶論の再考―フェミニズムの生命論」『月刊フォーラム』第９号、社会
　　評論社。

金城清子、1996『生殖革命と人権』中央公論社。

54

根津八紘、1998『減胎手術の実際—その問いかけるもの』近代文芸社。

大林道子、1997『助産婦の戦後』勁草書房。

お茶の水女子大学生命倫理研究会編、1991「女性と新しい生命倫理の創造—体外受精と家族関係をめぐって」報告書。

柘植あづみ、1995「生殖技術に関する受容と拒否のディスクール」浅井美智子・柘植あづみ編『つくられる生殖神話—生殖技術・家族・生命』サイエンスハウス。

山本直英編、1997『セクシュアル・ライツ』明石書店。

米本昌平、1985『バイオエシックス』講談社。

吉村典子、1992『子どもを産む』岩波書店。

財団法人母子衛生研究会編、1998『母子保健の主なる統計』母子保健事業団。

第4章

生殖と家族──身体の物象化をめぐって

1．はじめに

　2001年、正月気分も覚めやらぬさる日、某女性タレントが子宮ガンのための子宮切除による闘病生活からの復帰会見をしていた。卵巣を残し、そこをよけながら放射線治療をするという、壮絶なガンとの戦いを涙ながらに語っていた。卵巣を残す努力は、将来、アメリカでの「代理母」を視野に入れ、「私と夫」との子どもをもちたいからであることを明確に述べていた。現在、経済的にゆとりがあれば、海外で子づくりすることもそれほど非現実的な出来事ではない、ということをその会見は如実に示していた。

　先端生殖技術、あるいは生殖補助技術といわれる生命をつくり出す技術は、飛躍的にまたかなりの人々がアクセスできる技術となりつつある。こうした技術の臨床展開の方向が何を意味しているのか。本章では、自然に任せる以外になかった「生命の誕生」が人為あるいは技術によってどのような新たな意味を生成しているのか、子どもをもつことの意味から検討してみたい。

2．日本の代理母事情

　1978年イギリスで、日本では1983年東北大学医学部附属病院で初の体外受精児が誕生して以来、先端生殖技術の臨床実施は、さまざまな倫理的問題を孕みつつ拡大している。近年の最も精鋭な問題は、借り腹を含むいわゆる「代理母」による子どもの誕生、クローンづくりの問題であると思う。

　『毎日新聞』（1998年１月７日）には、「米の代理母など利用、５年で114人

誕生」という記事がある。この数字は「代理母出産情報センター（鷺見ゆき代表）」が明らかにしたものである。内訳は、まず代理母に産んでもらうケース、(1) 夫の精子を代理母に人工授精する方法で３人（夫婦３組）、(2) 夫婦の精子と卵子を体外受精し、代理母の子宮に入れる"借り腹の方法で"13人（夫婦11組）、(3) 夫の精子と卵子ドナーの卵子を体外受精し、代理母の子宮で育てる方法で18人（夫婦11組）、合計34人の子どもが誕生している。また、卵子だけアメリカ人女性から提供を受け自分で産むケースがあり、42組の夫婦から64人が誕生した。このケースでは、多くの授精卵をつくって余ったものを冷凍保存し、１年後に子宮に戻して妊娠した人が３人いるという。同時に受精したのに、出産時では２歳違いの兄弟姉妹となることになる。さらに、夫が無精子症のため精子ドナーを利用し、母親が自分で出産した子ども16人（夫婦10組）も含まれている[1]。

　同センターのその後の情報によれば、1998年代理母による出産件数（夫婦数）25件に対し、2000年には36件であったという（『毎日新聞』１月26日）。２年あまりで11件の増加である。しかし、この報道では、同センター代表の鷺見氏は「代理母出産は代理母への負担が大きい。女性の体は産む道具ではないと思うようになり、結果的にあまり賛成できなくなった」として、代理母の斡旋は数年で終わる見通しを示した、としている。

　しかし、たとえこのセンターが代理母の斡旋をやめても、別の斡旋団体が出てくるだろうし、個人的にアクセスはできる。一旦、海外で代理母による出産がなされてしまえば、相手国の法的規制がないかぎり海外での代理妊娠・出産は継続されるだろう。この背景には、日本では日産婦会が夫婦以外の第三者との体外受精を禁止しているという現実がある。ところが、この規約に反して諏訪マタニティークリニックの根津医師が非配偶者間体外受精の実施に踏み切り学会を除名されている（1999年）[2]。学会の規約よりも現実が先行しているということである。ただし、2000年、厚生省（現厚生労働省）の審議会が代理母を禁止する報告をしている。提供卵子による体外受精は可能になるだろうが、当面、日本では代理母による出産はできないということだ。つまり、子宮に問題のある女性や何らかの事情で出産を代理してもらいたい場合は子どもをもてないということになる。

3．日本の中絶・養子事情

　ところで、代理母によって子どもをもちたいと思う不妊カップルが表層化している中、人工妊娠中絶や産みの親に養育されずにいる子どもたちがいることを忘れてはならないだろう。

　『母体保護統計報告書』によれば、平成9年の人工妊娠中絶件数は337,799件あり、昭和45年の中絶件数と比較すると約半減している。しかし、これは人口変動の効果もあるので、単純に半減しているとは言えない。20歳未満の中絶実施率は逆に年々増加の傾向にある。15歳以上20歳未満の女子人口1,000人に対して、中絶実施率は昭和45年3.2、平成9年7.9と、約2.5倍となっている（http://www.est.hi.-ho.ne.jp/ruriko/pill/abortion.html）。

　他方、養育を目的とした養子はどうであろう。1970（昭和48）年、宮城県の菊田昇医師による「ニセ出生証明書事件」が起き、これまでの養子法が見直される契機となった。その後、「特別養子法」[3]が制定され、養子を目的とし、また血縁関係が戸籍に記載されない（産みの親との離縁）養子縁組が可能となった。その他、産みの親が育てられない子どもを里親が養育する制度もある。政府報告によれば、1995年、養護施設に在籍する子どもは26,929人である。また、里親に委託されている子どもは、1994年調査で2,475人、特別養子、国際養子は1995年にそれぞれ558件、452件（最高裁調べ）が新規容認されている。およそ、3,500人の子どもが何らかのかたちで養育される家庭を見出している。しかし、その約7ないし8倍の数の子どもが施設で養育されていることになる。

　人工妊娠中絶という方法で望まれなかった多くの胎児が生命を得られず、また、なんらかの事情で親が養育できない子どもたちが多く存在している。養護施設への入所事情[4]はさまざまだが、先の菊田医師は1979（昭和54）年『婦人公論』10月号誌上で、「ニセ出生証明書」を書いて養子に出した実例の共通項を次の四点にまとめている。①望まれない子、②中絶の時期を逸した子、③婚外子、④子どもの存在が母の生活を脅かしている、である。

4. 望まれる子、望まれない子

　先端生殖技術に依拠して生まれてくる子どもを「望まれる子」とすれば、人工妊娠中絶された胎児は「望まれない子」である。そして、養子縁組される子ども、里親に委託される子ども、養護施設に入所している子どもの何割かはやはり「望まれない子」に入れることができるだろう。とりわけ、国際養子に出される子どもは多くの場合、親は子どもと完全に縁を切るために、取り戻される心配のない子どもであるという。もらわれ先はほぼアメリカである。

　体外受精の飛躍的な実施状況は、不妊治療に光明を与え、望まれる子どもを多く生み出してきた。「望まれる子」という観点からみれば、それは非常に喜ばしいことではある。技術が諦めていた子産みに貢献しているということになるだろう。だが、他方、中絶件数を見るかぎり、望まれない子どもの数の方が圧倒的に多いと言わざるをえない。

　子産みへの期待とはどのようなものであるのだろう。歴史的に子どもへの期待は近代家族（modern family）の成立過程を経て多く変容している。近代家族の成立以前では、子どもはおよそ経済原則に沿って望まれたり望まれなかったりした。つまり、子どもは労働力であり、家産の相続者であったわけである。

　今日子どもをもつもたいないは、きわめて私事に属するようになった。それは、子どもが労働力としても家産の継承者としても期待されなくなったという要因に加え、避妊や堕胎の普及が産児調節をかなりの程度可能にしてきたという事情がある。極論すれば、現代では、子どもはもたないことよりももつことの意味を見出すことの方が困難とさえ言えるような状況もある。つまり、子どもをもつかもたないかはかなり私的選択の結果なのである。

　それでも実際には多くの婚姻したカップルは子どもをもつことを自発的に望んでいるようにみえる。そこには、「結婚したら子どもをもつことが自然」という社会的に容認された家族観があることも子どもへの欲望を喚起する要因のひとつとなっている。しかし、現代の子育ての大変さを考えてもなお子どもをもちたいという心情（欲望）は、子どもをもつことの社会的な抑圧と

いう側面からでは説明しきれない。そこにはあたかも自発的に自分の子ども
をもちたいと思うような動因が必要であると考えられる。

　生殖技術へのアクセスには、生命を操作することや他者の身体を道具とし
て使うなどさまざまな倫理的批判もある。また、フェミニズムが「産む／産
まない」を女性の自己決定の権利として措定してきた経緯もある。それらの
点についてはあえて言及せず、子どもの存在の意味から問うてみているのだ
が、この視点からみえてくることは、望まれない子どもは中絶、遺棄や養子
など、あらゆる方法をとっても親は子どもを育てないだろうし、望まれる子
どもは法的規制や日産婦会の規制があろうがなかろうが、それを望み、それ
を実行できる経済力と科学的力があれば、生まれてくるだろうということで
ある。つまり、子どもを「望む／望まない」を決する別の欲望がそこにある
ことが想定されるということである。

5．性愛幻想あるいは家族幻想

　子どもをもちたいと思う欲望を形成する要因に性愛幻想あるいは家族幻想
があると考えられる。歴史的にはさまざまな生殖に対する規制はあったが、
生殖は1組の男女の身体を媒介として結ばれる他者間の直接性が生み出す結
果である。そこにどのような観念が付随するかは歴史的・文化的拘束を免れ
るものではない。今日、性愛と生殖が分離しているという見解もあるが、基
本的に生殖には性愛が随伴している。つまり、子どもの存在（生殖）が社会
的意味として公認されるのは、認知された夫婦の性愛の結果として、である。
それが近代家族を成立させる要件でもある。

　したがって、婚外子、つまり未婚の母の子、不倫の結果としての子、教育
不足ゆえに妊娠出産した未成年の子などが「望まれない子」として社会的烙
印を押される。他方、社会的に認知された夫婦（結婚している夫婦）に子ど
もが生まれないことは、「性愛不在」の証明、あるいはとりわけ女性が利己的
とみなされたり、不妊であれば「かわいそう」という不幸のレッテルが貼ら
れる。このような社会的視線は、望まれない子どもの妊娠・出産、その結果

としての子どもの存在まで隠蔽する方向に向かわせる。また、子どものでき
ない夫婦を性愛の結果を求めて不妊治療へと向かわせているように思う。

　近代家族は排他的な親密集団であると言われているが、それはその私事化
された生活空間において織り成される感情の個別性であって、その家族の形
式においてではない。およそ婚姻を成り立たせる外的な拘束力が弱まってい
る現在、男女を結びつけるのは互いに抱く性愛幻想である。とりわけ女性は、
結婚・性愛・子産みがセットになった家庭生活の抑圧にさらされている。ギ
デンスのことばを借りれば、それは、①家庭の発生、②親子関係の変化、③
母性概念の創出（［1992＝1995：68］）である。

　今日、結婚は性愛幻想にひとつの形式を与えていることはたしかである。
しかし、結婚という形式への到達だけでは性愛の充足感が得られない女性
が多い。結婚は異性との個人的結びつきの公認ではあるが、自認に至るこ
とが難しいからであると思う。結婚という形式によって社会的に許諾される
のは、当人たちの幻想ではなく性行為の正当性だけであるからだ。制度とは
秩序の現象形態だが、秩序として容認されるのは生殖の責任者の明確化であ
る。それは、性的行為の結果である子どもを社会的成員として位置づけるこ
とにほかならない。婚姻届は性愛を保障していないし、また愛のある未婚の
母の子どもであっても、最近まで出生証明は差別的な記載がまかり通ってい
たのである。婚姻制度とは排他的に生殖の正当性を認める制度でもあったわ
けである。したがって、日本では、この制度に依拠して生殖技術の適応者は
決定されている。子どもをもちたい不妊の人は、制度的に結婚している夫婦
に限られている。

　それでも男女を結婚という制度に結びつけるのは、それが実質的には生殖
の正当性の保障装置であるにしても、結婚という制度が性愛も保障してくれ
るように思われるからではないか。それが結婚披露の儀式でもあろう。しか
し、性愛と呼ぶような言説空間が開かれてからわれわれはそれほど時を経て
はいない。愛は実に脆いのである。離婚の増加がそれを証明している。だが、
生殖に関する言説の堆積は厚い。婚姻によって結ばれた男女が親密な情緒的
関係を継続的に続けるのは難しいことであっても、より慣れ親しんだ言説に
その情緒の拠り所を求めたとしても不思議ではない。それは親子（母子）と

いう性愛のかたちであるとも言えよう。

　不妊治療に向かう女性の多くが、「夫との愛の結晶としての子ども」の存在を熱望している。彼女たちは、「夫を父親にしてあげたい」「夫と私の結びつきを確認したい」「夫の遺伝子を残したい」などさまざまなことばで子どもをもちたい理由を表明する[5]。しかし、これらのことばの内に、次のような転換された幻想を読み取れるように思う。すなわち、公認された性行為は、女性の他者（男性）への心的傾斜がもたらす対称的関係幻想から母子的な非対称関係幻想（親子幻想）へと転換されているようにみえることである。

6．未来に求められる存在根拠

　近年、晩婚化と非婚化の傾向が少子化という現象を生み出しているという認識がある。子どもが欲しい人がいる一方で、子どもを望まない人もかなりの数でいる。日本の社会では、たしかに未婚の女性が子どもをもつことに対するかなりの抵抗がある。また、女性が働きつつ子産み子育てをする社会的環境整備も十全ではない。したがって、職業生活によって自己のアイデンティティを確認できれば、子どもを産む、母親になるという選択をしない女性も多く出現している。

　だが、それでも子どもが欲しいという女性の方が大勢を占めている。それは、子産みが女性の自尊心を充足させるという側面があるからだと考えられる。今日は女性の社会的自立が称賛される社会だが、どの女性でもその称賛を得られる境遇にはない。つまり、社会的な栄達によって自尊心を満たされる女性はそう多くはいないということである。だが、女性ならだれでも子を産み、結果として母親と呼ばれることの可能性—実際はだれでもが身体的に子どもが産めるかどうかはわからないが—はありそうである。母親になることは自尊心を満たし、また、自己肯定へのパスポートとみえるのではないか。

　こうした満足を得る背景に、子を産むことが女性の存在証明のような言説が多々ある。いわく「女は子どもを産んで一人前」「嫁して三年子なきは去れ」「石女（ウマズメ）・不生女（ウマズメ）」「子産みは女の幸せ」等々、枚挙にいとまがないほどである。今では「石女・不生女」など死語であるし、子どもがいなくても結婚

62

解消の理由にはならないだろう。だが、子産みが「一人前」の女性の証明や女の幸せの証であると意識化されることはある。私がかつてインタビューした不妊治療をしている女性たちの中には、不妊であることを女性として一人前でない、幸せでないと捉えている人もいた。しかし、不妊治療を行ったことのない女性たちに聞いた調査では、<u>不妊の女性たちよりもより強く不妊を一人前でないと捉えている結果を得た</u>[6]。いずれにしろ、子産みは多くの女性にとって、アイデンティティを確認するものとして機能しているとは言える。

　母子の親密さ（intimacy）は、その関係において絶対的に非対称である。妊婦の姿は母子の一体感を想像させるし、生まれたばかりの乳飲み子は全面的に母親に依存した存在である。「関係性に影響を及ぼす決定的な力は、自己投入の積み重ねの生成というかたちで記述できる」（ギデンス［1992=1995=147］）という。つまり、母親の子どもに対する自己投入（commitment）の堆積は、母子の濃密な親密性を培うことになる。時間的に長い親密な関係は、対称的関係である他者（夫）のそれよりも女性により
たしかな自己肯定を促すだろう。つまり、女性にとって子産みは、未来に向かって開かれた継続的な自己確認の装置にみえるということであろうか。

7．身体の物象化

　たしかに、不妊治療を受けている女性の子どもが欲しいというかなり強い理由に「育ててみたい」というのがある。だが、彼女たちはおおむね養子はいやだという。自分のあるいは夫との血縁の子どもを望んでいたり、また産むことにこだわっていたりする。しかし、実際に海外での不妊治療では、先にみたように精子、卵子、妊娠・出産の多様な組み合わせで子どもを得ている。どのような組み合わせでも子どもをもてればよいのかというと、そうでもない。代理母をしたアメリカ人女性は、「仲介会社は代理母の妊娠中、日本人の依頼者に、胎児の月齢に合わせて、ガードルにタオルやクッションを入れておなかを大きく見せるように指導をする。胸もパットを重ねていくよう

にさせる。周りの人たちに、妊娠したようにみせるため」（『読売新聞』2000年7月30日）であることに疑問を呈している。ここには自分が産んだことが世間的に認知されればよいとう意識がうかがわれる。

　日本で長く実施されてきた不妊治療にAID（提供精子による人工授精）があるが、その子どもは実子とされている。こうした経緯は提供卵子でも妊娠・出産の代替でも、それが隠蔽されればよしとする意識を醸成していると言える。また、形式的に実子となるのであれば、産み出される子どもの受胎過程は捨象されてしまうことになろう。換言すれば、それは生命の成立をパーツで受け容れることができるということである。ここではそのことの倫理的是非を問うことが任ではないので、否定も肯定もしない。ただ、子どもの存在が未来へ向けての自己の存在証明であるとするなら、生命がパーツのよりよいセッティングによって生じるという認識の先にはやはりクローンという究極の目標がみえてくる。

　最近の新聞に「クローン人間　国際研究組織」という見出しの記事がある。「カップルの一方の皮膚細胞などから人間の始まりである胚を作り、女性の子宮に戻して妊娠させる計画で、日本人を含め約10組のカップルがこの治療を希望」（『読売新聞』2000年2月3日）とある。

　家庭での養育を必要としている子どもたちが多くいるが、養子先、里親先が見出せないでいる、という現状がある。こうした子どもの養育を射程に入れていない社会に、技術的につくられた子どもの未来が暗示されているように思えてならない。

【注】

1　同センターによると、1回で成功した場合の費用は、代理母の方法が渡航費、病院経費、代理母への報酬などで約1,000万円、卵子ドナーが500万円だそうである（『毎日新聞』2000年1月26日によれば、同センターは代理母による出産の費用は、1件当たり1,000〜2,000万円かかったという）。2001年7月30日の『読売新聞』「医療ルネサンス」によれば、記事中にあるアメリカ人女性の代理母は謝礼が15,000ドル（210万円）であったと述べている。彼女は日本人の卵子と精子で体外受精した受精卵を子宮に移植し子どもを出産した。

2 報道によれば、妻の妹から受けた卵子を夫の精子と体外受精させ、妻が妊娠したケース、無精子症の夫の弟から受けた精子を妻の卵子と体外受精させて妊娠・出産したケースの2件があるという。

3 特別養子とは「特別養子縁組法」によって養子となるもので、養親と養子の合意はなく、養親となる者の請求に基づき、家庭裁判所の審判によって成立することとされており、子となる者は原則として請求時に6歳未満の者に限り、特別養子縁組によって、養子と実方の父母およびその血族との親族関係が終了する、とされている。また、国際養子とは、日本人が外国人を養子とすること、および外国人が日本人を養子とすることのいずれもが認められているが、ここでは外国人が日本人を養子とする場合に限って用いている。この養子縁組は、外国人の養親の本国法が準拠法となる。つまり、日本人が多く養子に出される国はアメリカ合衆国であり、その法に依拠した措置がなされるということである。

4 政府報告によれば、両親の死亡、両親の行方不明、両親の離別、棄児、父（母）の長期拘禁、虐待・酷使、放任・怠惰・父（母）の性格異常、その他となっている。

5 お茶の水女子大学生命倫理研究会編、1991年「女性と新しい生命倫理の創造—体外受精と家族関係をめぐって」報告書。

6 1997年、筆者が行った、「お産の自然観に関する調査」結果による。

【参考・引用文献】

ギデンス・A、1995　松尾精文・松川昭子訳『親密性の変容』而立書房。

浅井美智子、2000「生殖技術とゆれる親子の絆」藤崎宏子編『親と子』ミネルヴァ書房。

菰田麻紀子、1996『代理母出産』近代映画社。

ペイヤー・L、1999　円山誓信・張知夫訳『医療と文化』世界思想社。

第5章

生殖における身体観の変容
―― 新生殖技術が開示する親子観の行方 ――

1. 「生殖」における自己決定とは？

　生殖そのものにおける「自己決定権」というのは、厳密に言えばありえない。なぜなら、自己決定する権利とは「個体」の権利であるが、生殖はヘテロ、つまり男と女という対称的生をもつ二つの個体に関わる問題だからである。たしかに、「産む／産まない」ことの権利は、胎児を身体に抱え込み産み出す女性の権利とすることをフェミニズムは主張してきた。これは、多くは人工妊娠中絶を念頭に置いた権利の問題として議論されてきた。もちろん、日本のフェミニズム運動の中では、同時に「産みたいけれども産めない」状況をも問題化してきた。しかし、この議論には「不妊」の問題はなかった。

　今日、体外受精（IVF-ET：In Vitro Fertilization and Embryo Transfer）を代表とする新生殖技術（生殖補助技術）の臨床実施が生殖に深く関わるようになり、これまで諦めていた不妊のカップルに子どもをもつ可能性を開示した。「権利」が平等に人々に帰属するものであるとすれば、新生殖技術は不妊という身体的に生殖の権利から遠ざけられていたカップルに権利行使の途を開いたことになるだろう。

　しかし、ことは単純ではない。新生殖技術は性交を経ないで生命を誕生させる技術である。この技術は生殖を卵子、精子、子宮を部分として扱うものであるため、その組み合わせ次第で、生殖に第三者の身体を直接介在させることを可能にする。提供配偶子、代理母がそれである。また、アメリカにあるような精子バンクを利用すれば、シングルの女性が不妊でなくとも子ども

をもつことが可能である。さらに、海外ではクローン人間を誕生させる計画も公表されている[1]。

生殖に限らず、身体や生命に関する科学的知識は、われわれの身体観を急速に変革させつつある。それは、われわれの身体が、生物学的（医学的）身体のみならず性格や能力まで遺伝子によって決定されているというものである。極論すれば遺伝子がヒトの身体を借りて生き延びていくというイメージさえ浮かぶ。このイメージは近代的人間観を支えてきた、固有のアイデンティティ、理性、人格などを拠り所とする個を否定しかねない。それは、近代的個人を前提とした倫理、社会制度をも無効とする可能性を開示する。

2001年、日本では日産婦会が認めていない代理母（借り腹）による出産が行われたことが公となり、にわかに代理母の問題が社会的議論の俎上にのりつつある。厚生労働省は審議会答申を得て、代理母の禁止を、2、3年をめどに立法化するとしている。しかし、禁止が法制度化されても海外に行けば代理母で子どもをもつことは可能である。

それでも代理母やシングルで子どもをもつこと、自己のコピーであるクローンという子どもをもつことへの不安や懐疑はある。それは「子どもをつくる」ことが、だれ（男）とだれ（女）の、というヘテロカップルを前提とする社会的秩序を超えているからであろう。

つまり、代理母やクローン人間に賛成するにしても反対するにしても、それを正当化する根拠がともに近代的価値としての人間観にあるが、これはそもそも遺伝子に還元された人間を想定していないのであるから当然である。

開かれてしまった科学の進展をわれわれはもはや阻むことはできない。とすれば、ヒトの発生の科学的メカニズムの解明、それを応用した技術をいかに利用し制御するかというポリティクスとそれを支える倫理の構築が必要となる。しかも、その倫理は近代的価値を否定するものであってはならないだろう。

本章では、新生殖技術が開示する子づくりの方法がいかなる意味を生成するのか、その方向を検討したい。

２．生殖における身体知の変容

（１）血統の支配／血縁という絆

　生殖はきわめて個人的な欲望に根ざすが、同時に共同体あるいは種の存続に不可欠でもある。しかし、閉じた本能の世界から逸脱してしまった人間にとって、また近代的自由を前提とする社会にあって、集団や共同体の存続のために生殖を行うという意識は今では希薄になっている。とはいえ、生殖が「家」という最小の共同体の存続に従属していた時代は、そう昔のことではない。

　今日、多くの人々がその先祖をたどることは難しい。何代目と名乗ることが可能なひとは、それだけで権威である。その代表的存在が天皇であろう。しかし、世代を繰り返すだけが権威ではない。もし、そうであるなら現在生存している人々はみな等しく権威をまとっていなくてはならない。何代目と名乗ることが可能なのは、それが記録として残っているからである。先祖をたどる記録とはいわば血統の証明である。

　しかし、血統の記録はまったく恣意的な記録である。記録は父系の連なりであり、それは父権的共同体を意味しているにすぎない。家系図というものがあるが、多くの女性には名前はなく、ただ「女」と記されていた。近代以前の父系を支える生殖は、だれが産んだかではなく、どの男の子どもが生まれたかである。したがって、家系図とは父系によって世代が連なっている父権の系譜であり、それを正統とする身体観があって成立するものであると言える。

　記録をもたない庶民はどうか。「嫁して三年、子なきは去れ」と言われたように、世代はおおむね血縁によって連なっていた。しかし、時に生殖の断絶が起これば、養子という手段があった。それが叶わなければ絶えるのみである。

　血統であれ、血縁であれ、ここに見出される生殖はおよそ共同体の存続に寄与している。もちろん、個々の人々にとって、親子の情愛や絆が血縁に見出されるということはあっただろう。しかし、個々の身体は生殖によって世代を連ねる歯車である。また、共同体の倫理もそれを首肯するように構成さ

れていた。唯一の禁止は、長い年月をかけて獲得された身体知としての近親婚のみである。

（2）出生コントロールとしての堕胎・間引き

　庶民にとって血を連ねること以上に重要なことは出生コントロールであった。近代以前の子殺しは、およそ飢饉などによる食糧不足や貧困によってその動機が説明されてきた。沢山美果子氏は、「津山藩領内の間引き教諭書」の分析から18世紀半ば、貧困は「人々が間引きという行為を正当化したり、自らを納得させるための正当化の論理としてとらえたほうがよいように思われる」[2]と述べている。たしかに多子は貧窮の原因のひとつではあるだろう。しかし、沢山氏は、「堕胎・間引きが貧困層によってだけでなく、『家業』の存続や人並みに育てることを意図した出生コントロールとして階層的な広がりを持つようになった状況を意味しているのではないか」[3]と推測している。

　この分析から、われわれは共同体に寄与する生殖から個別の生殖の意味が生じていることがみてとれる。血縁であればどのような子どもであってもいいわけではない。「人並み」に育てることへの欲求である。つまり、生殖が世代を連ねるためでなく、連ねる世代の質の向上が求められているのである。ただし、その質は後天的に獲得されるもの（教育）とみなされている。したがって、必要以上の子どもは親にとっての負担であり、結果として堕胎や間引かれる子どもは運がなかったのである。

　たしかに、堕胎や間引きが無情緒に行われていたわけではなく、知識層や為政者は間引きを明白に「子殺し」と認識しており、人の道として子殺しが罪であることを説いてもいる。しかし、中絶される胎児や間引かれる子どもへの一般民衆のまなざしは、情緒的枠を超えるものではない。堕胎への禁忌は、胎児が人の可能性としての生命であるという解剖学的知識や間引かれる子どもが「主体としての子ども」であるという西欧近代が開示した価値などの内面化が必要である。

（3）避妊と人工妊娠中絶にみる身体観

　明治以降、間引きや堕胎が法的処罰の対象となったが、出産が奨励された

戦時期を除けば、堕胎は生活していく上での必要悪であった。避妊という出生コントロールは、戦後の保健婦による啓蒙活動によってその必要性が一般の人々に自覚されたと言ってよいだろう。しかし、日本では長くピルが解禁されずにきたために、人工妊娠中絶が出生コントロールの役割を果たしていた。しかし、これは、フェミニズムが明らかにしたように、生殖における女性の権利が剝奪されてきたということでもある。

　今日、われわれの身体観は、教育によりきわめて生物学的知見によって構成されるようになった。生殖は卵子と精子の受精の結果であり、受精卵はやがてヒトの形となる生命の可能態として認識される。また、胎児は超音波装置で視覚的に捉えることもできるようになった。こうした科学的知識の内面化は、米本昌平氏のことばを借りれば、「内なる自然／内的自然」[4]観の拡大ということになる。内なる自然観は胎児の「命」を明示化する。これは人工妊娠中絶への罪悪感を生むことになる。もっともその罪悪感を引き受けてきたのは、ひとえに中絶した女性であったが。

　ところで、避妊と人工妊娠中絶による出生コントロールの一般化によって、夫婦が経済的意味での子どもの数の問題を解決した先には、必然的に子どもの質への欲求が生まれる。生殖の科学的メカニズムを知った以上、生殖の相手は互いによりよい配偶子の持ち主であることが求められるだろう。

3．不妊治療と子どもの意味の変容

（1）選択肢としての子ども

　出生コントロールという力は、女性の生き方や価値観の多様化、経済的成長などさまざまな要因との結合によって、子どもをもつことの意味を変容させた。それはまず、性行為と生殖を分離して思考することを可能にした。つまり、男女の愛の表現形態としての性行為、しかし、そこに生殖がつねに期待されることはない。カップルとして生きる決意をし、愛の営みをもっても、子どもをもつかもたないか、もつとすればその時期と数を設計することができるようになったのである。生殖はもはや家族集団や生活、世代の連なりと

して共同体に寄与するベクトルから個別の欲望のそれへとシフトしている。

　生殖への個別の欲望は、子どもの意味の個別性ともなる。子どもの存在は、人生の正当化、幸福のシンボル、性的存在であるというアイデンティティの証明、愛の証、家業の継承者等々、さまざまな意味を付与されることになる。こうした子どもの意味の氾濫は、子どもが選択肢のひとつにすぎないものとなっていることを明らかにする。歴史的にみても、人生において、だれもが子どもをもつことができたわけではない。むしろ、結婚と出産がだれの前にも開かれたようにみえる時代の到来が、逆に子どもをもつかもたないか、どのような子どもをもつかという選択を個々人の前に開示したとも言える。

　このような状況が少子化や子どもの質を求めることの一因でもある。しかしながら、それを否定することはできない。つまり、われわれの社会は生殖を個人の選択に委ねる自由という近代的価値を前提としているからである。また、子どもの質を求めてよりよい配偶者を選択したからといって、それを優生思想的見地や差別を否定する道徳的見地から批判することも不当なことであろう。明らかなことは、自由であるからこそ、生殖における選択の結果には個人の責任が伴うということである。つまり、子どもをもつ親の動機がなんであれ、生まれた子どもに対する親の責任は果たされねばならないということである。

（2）不妊治療か子づくりか

　さまざまな理由によって、人は子どもをもつ。しかし、子どもを望みながら得られない不妊の人々がいる。新生殖技術はこうした不妊の人々の希望を叶える、すなわち福音として登場した。

　新生殖技術は現在でも不妊治療の一環として臨床実施されている。だが、この技術の恩恵に与るには「不妊」であることが条件ではない。社会的に認知された夫婦が子どもを欲し、性行為をもってしても妊娠せず、なお、その原因を医学的に求め、それでもなお子どもを欲する場合に新生殖技術は適用されることになっている。したがって、シングル、ホモ・セクシュアルの男女、子どもを望まないカップルはもとより、たとえ子どもを望んでいて得られなくとも病院に行かなければ、それは「不妊」ではないのである。人工授

精は病院に行かなくてもできるので、すでに医学的に支配される技術ではなくなっている。新生殖技術は単純に言ってしまえば、不妊治療を超出している。それはダイレクトに「子どもをつくる技術」である。

　以前は先端生殖技術と言われていたが、近頃は「生殖補助技術」と称されている。体外受精が実施されるようになって20年あまり経てば、もはや先端技術とも言えないということであろうか。技術が時を経れば、それへの不信感も薄らぐ。子づくりが性行為でなく技術によって可能であるという事実の積み重ねは、どのように適用されるのかという、きわめて社会的次元の問題へと移行した。

（3）技術に国境はない？

　AID（Artificial Insemination with Donor's Semen）、つまり提供精子による非配偶者間人工授精により、日本では1949（昭和24）年、慶応義塾大学で初めて子どもが誕生した。法的規制がない日本では、日産婦会が生殖技術の適用者をコントロールしてきたが、AID は実に1996年にようやく同学会が承認した。もちろん、その間 AID は実施され続けてきた。新生殖技術の適用はつねに学会の会告という形で産婦人科医に通達され運用されてきた。しかし、法的罰則があるわけではないので、技術の世界的な飛躍はさまざまな子づくりの技術的方法を提示し、それをもって子どもを得たいとする人々の欲望を喚起している。

　提供精子による子づくりが法的に無作為のまま放置されてきたことは、提供卵子、提供授精卵、代理の妊娠・出産（代理母・借り腹）によって海外で子どもを得ることを実質的に容認することにつながっている。それは脳死・臓器移植と同様の構図である。法的な根拠を与えられた臓器移植も子どもの臓器移植を禁止しているので、子どもの臓器移植はいまだ外国に依存している。2、3年後、代理母が禁止されれば、同様に海外での代理母は増え続けることになろう。すでに、アメリカばかりか韓国でも日本人向けの提供卵子や代理母を斡旋する営利団体が活動を始めている。

4．遺伝子的身体観の行方

（1）遺伝子決定論的世界観

　遺伝子が生をアプリオリに決めてしまうというような見方を遺伝子決定論的世界観という。この世界観は、1960年代に分子生物学者が展開した「DNAは生命の設計図」という世界観が人口に膾炙された結果である。しかし、ヒトゲノム解読が終了してみれば、10万個と推定されていた人間の全遺伝子がたかだか３万個にすぎないということもわかった。線虫でも２万個あるという[5]。人間の能力や性格などを決定する遺伝子があるわけではないということだ。ヒトゲノム解読が終わったといっても、提供配偶子の遺伝子がどのような人格の人間を生み出すか、それは未知である。

　血縁への欲望が特化されるということは、少しベクトルを変えるだけで、この遺伝子決定論的身体観へ与する危うさを抱えることになる。新生殖技術は不妊治療における技術としてとりあえず流通している。しかし、それは初めから優生的側面をもっていた。人工生殖技術は、畜産業の世界で良質の牛や豚を大量生産する目的で開発されたものであり、それが「不妊治療」として人間に応用されたものである。

　したがって、提供精子が商業的に扱われれば、当然「子どもの質」への欲望を喚起する。現在日本では、提供精子は容認されているが、アメリカではすでに精子ばかりか卵子が実質商業ベースで提供されている。また、代理母は提供者の特質、たとえば、目や肌や髪の色、身長などの身体的特質ばかりか、IQや学歴、職業、本人や親族の病歴の有無なども明らかにされている。

　よりよい子どもをもちたいという親の願いは通常の配偶者選択においても働くものだから、それを優生思想であると批判するつもりはない。ここで問題にしたいのは、提供された配偶子の持ち主の特質が、あたかもその遺伝子に書き込まれているかのように考えられていることである。それは生命を遺伝子によって序列化することであり、近代が手に入れた「平等」の価値を無に帰する可能性を孕んでいる。

（2）生殖細胞のリアリティ

　新生殖技術（医療現場では生殖補助技術（ART：Assisted Reproductive Technology）と呼ばれている。私は受精そのものを操作するという意味で、帝王切開などの技術と区別するためにこの語を用いる）とは、ここでは、人工授精、体外受精、顕微授精、受精卵の凍結保存など、性交を経ずに生殖を可能にする技術を総称して使用している。

　新生殖技術は賛否の意見の前に、まずは驚きをもって迎えられた。1949(昭和24) 年、AID（Artificial Insemination with Donor's Seman 提供精子による人工授精）で初めて子どもが誕生したときは、「科学的不倫ではないか、女性はモルモットではない」などの反響があった。また、1983年、日本初の体外受精児が誕生したときは、体外受精児ではなく「試験管ベビー（test-tube baby）と呼ばれた。世情の驚嘆とともに拒否感が伝わってくるような命名である。

　しかし、その後体外受精（IVF-ET：In Vitro Fertilization and Embryo Transfer）は臨床実施が進み、20年近い歳月を経て不妊治療として定着した感がある。定着を促した要因は技術への信頼感が高まったということではない。技術を受ける人を制限してきたからである。体外受精は婚姻関係にある不妊の夫婦のみに実施されてきた。

　この制限こそ技術が広く受け容れられてきたカギである。つまり、性愛と生殖の一致は、今日生きているわれわれの社会では自明な価値である。「夫婦と子ども」は近代家族の必須の成員である。性愛が社会的に認知されている夫婦が不妊であるとき、不足は結果としての子どもだけである。愛し合う夫と妻が技術に受精を助けられ、妻がめでたく妊娠する。近代家族の理念に沿ったこの文脈において、技術が性交を代替するということの不自然さは捨象される。

　新生殖技術が開示したことは、このように、精子や卵子あるいは受精卵を特別な意味をもつ記号として認識するような視点である。生物学的にみれば、精子や卵子は人間の身体を構成する数ある細胞のひとつにすぎない。しかし、これらは人間をつくる素材としての細胞である。日常、関係的意味を生きている人間にとって、素材という知識はあってもモノの素材として生殖

細胞を捉えることは難しいだろう。精子や卵子は未来に開かれた自己の存続の象徴となり、受精卵は夫婦の性愛の証、2人の絆という意味を帯びてくる。しかも、それは観念ではなく実感として、である。

（3）バイオエシックスか、文化相対主義か

　新しい医療技術の臨床的進展は目覚ましいスピードで進んでいるが、その制度的整備は日本では遅れがちである。脳死・臓器移植問題も「脳死はひとの死か」という問題をめぐり紛糾し、法的決着（1997年6月成立、10月施行）後、初めて行われた脳死者からの臓器移植は1999年のことである。

　新生殖技術の実施も事実が先行し、まだ何の社会的意志決定も法的措置もなされていない。医療的事象は医師の裁量権内に属するものとして、医療の世界で自己完結的に実施されてきた。今日の医療が西欧型の医療体制をとっているので、その倫理も「ヒポクラテスの誓い」がその根底にある。とはいえ、医師の世界は専門家集団としての権威がことのほか強く、一般人の異議申し立てはきわめて困難である。精神疾患やアルツハイマー患者が、腎疾患がある場合、透析拒否されるケースもある。「命の質」が医師の采配で決まっている証である。

　新生殖技術に対する社会的検討も、西欧のバイオエシックスに依拠した論の展開が多い。バイオエシックスとは、環境問題の研究者 V.R・ポッター（アメリカ）が人類絶滅を防ぐための「英知」が学際的に構築されねばならないという動機で発案した、bio（生命、生活）と ethics（倫理、道徳）の合成された語である。バイオエシックスの日本への導入は、生命倫理（学）、医療倫理などと翻訳され、医療の世界に閉鎖されてしまった感がある。

　社会科学的議論では、命の線引き論—人間中心主義に依拠する「パーソン論」を基軸にJ.S.・ミルの『自由論』に依拠した功利主義論の展開から導かれた市場経済に任せる自由論と社会的コンセンサスを優先させる論、また、「パーソン論」のもつ人間中心主義に反対する宗教的、エコロジズム的論の展開などが紹介されつつ議論されてきた。

　このような状況の中で、日本でかなり通りのよかった論は「文化相対主義」である。

　これを明示化したのは、脳死・臓器移植問題を審議した「臨時脳死及び臓器移植調査会」の答申である。「脳死及び」というタイトルからも想像できるように、答申は臓器移植を認めつつ、「脳死を人の死」と認めない少数意見を添付している。この少数意見を支える論が文化相対主義である。すなわち、日本人の文化・歴史的に築かれた身体観は、人工呼吸器をつけているとはいえ、血が流れている温かい身体を死体とは認めないというものである。

　この日本文化の特異性を強調する立場は、「個人の自己決定権」は西欧的エートスの中で育まれたものだから日本にはなじまないとしてしまう。西欧では、制度展開には国ごとの事情があるにせよ、基本的に「個人の自己決定権」は所与である。この前提の上に、社会的に科学技術をいかにコントロールするための倫理が措定しうるか、また、いかに実践的制度を打ち出せるかが課題である。日本が西欧型の民主主義という政治的立場をとる以上、「個人の自己決定権」は前提とせねばなるまい。

5．生殖の自己決定権の行方

（1）生殖への多様な欲望

　しかし、あらゆる欲望は「生殖の自己決定権」という範疇で許容されるのだろうか。代理妊娠出産契約の行為が道徳的行為とみなされるか考えてみよう。たとえば、報酬を支払うという約束で夫の精液を人工授精する。めでたく代理母が妊娠・出産したとする。しかし、このとき代理母が子どもへの愛情を感じて、依頼者への子どもの引き渡しを拒否したらどうするか。むろん、契約違反であるから子どもを引き渡すように要求するだろう。

　この契約は商取引行為であるから契約解除がありうることは事前に検討されていなくてはならない。しかし、かりに契約解除条項がなくとも、代理母が報酬を受け取らなければ、契約解除は可能である。とすれば、結果の如何にかかわらず契約の一方からの解除の申し出は正当とみなしてよいだろう。それは、依頼者が子どもを引き取らないという逆の場合も同様である。

　性愛を排して血縁を求めれば、シングルの女性でも子どもをもつことがで

きる。また、閉経後の女性が提供卵子によって妊娠・出産することもできる。いずれも、生まれてくる子どもは、その子を欲した人の欲望に従属せざるをえない。

　あまり議論されてこなかった新生殖技術の問題点は、生まれてくる子どもが生殖主体の権利にまったく従属しているという非対称性にある。

　子どもを欲しながら、もてないすべての人が血縁への欲望を肥大化させ、この技術に殺到するとは考えられないとしても、技術のあらゆる実践は人間を遺伝子のモルモットと化す可能性はあるだろう。また、技術によって誕生した子どもの成育過程は未知であり、起こるかもしれない葛藤については予測しえない。

（2）新生殖技術への社会的介入

　個人の生殖への欲望と科学技術の進展が生み出したカオスに対し、社会はその秩序維持という名目で必ずや管理的介入を行うものである。現在の家族秩序を壊さないように、新生殖技術の享受者を選定し、技術の応用にも制限を加えるだろう。しかし、逆に、出生前診断などの技術は、保健衛生という名目で遺伝子診断や遺伝子管理に用いられている。現実に、1977年以来、先天性代謝異常のマス・スクリーニングが行われている。

　病気の予防に反対する人は少ないだろう。しかし、遺伝病や障害への発生予防という視点は、今ある社会の差別的構造を強化しかねない。また、遺伝的疾患がある、あるいはその因子をもつということが明らかになれば、本人はもとより家族の過去未来にわたる家系的苦悩を招くことにもなる。遺伝子に振り回されることの方が悲劇を生むだろう。

　すでにXYY論争（男性の性染色体はXYだが、まれにXYYの性染色体をもった男性が生まれる。そういう男性は犯罪にはしり易いという論）やIQ論争（知能は環境ではなく遺伝に支配されている）など、差別や偏見の後押しをするような論争も展開された[6]。

　また、日本では、出生前の遺伝子診断によって深刻な問題がひそかに起きている。たとえば、ダウン症（女性の高齢出産に伴い発症の確率が高くなる）、伴性劣性遺伝病（女性のもつX染色体を通して多くの男性が発病する）など

がそれである。胎児の遺伝子や性別が「産む／産まない」の決定要因になってしまうため、その診断は妊娠したカップルに選択の苦悩を生じさせている。

　しかし、新生殖技術の臨床応用がすでに広範囲に浸透している現在、だれがどのように子どもをもつかという問題ばかりか、優秀な子ども、私の遺伝子をもつ子ども、私のクローンなど、遺伝子改造的欲望を喚起する方向をももっていることを忘れてはならない。

【注および参考・引用文献】

1　スイスに本部を置く宗教団体（ラエリアン・ムーブメント）やイタリア、アメリカの生殖医が人間のクローンづくりを公表し世界的な議論を起こしている。この宗教団体のブリジット・ボワセリエ博士は「個人の望む方法で子どもをもつ権利がある」と全米科学アカデミーの討論会（2001年8月7日）で明言したそうである（『朝日新聞夕刊』2001年8月10日）。これは、まさに「生殖の自己決定権利」の主張である。新聞報道はごく小さく、議論の全貌はわからないが、クローン人間づくりに反対する発言として、「安全性に問題がある、危険だ、技術の発展には時間がかかる、遺伝的にはわからない」など若干掲載されていた。つまり、それが代表的な反論のすべてなのだと推測される。これらの反論は、ボワセリエ博士の生殖の権利という主張の前には無力であるようにみえる。新生殖技術を臨床実施している国の多くが政治的にクローン人間づくりの禁止を打ち出しているにもかかわらず、阻止は難しいだろう。なぜなら、クローン人間をつくる技術の危険性が指摘されたところで、安全ならばやってもいいだろうと反論されるにすぎない。まして、1978年にイギリスで、日本では1983年、初めて体外受精児が誕生して以来、安全性の問題はその臨床実施の数の前に議論すらされなくなったという状況がある。
2　沢山美果子、1998『出産と身体の近世』勁草書房、p.198。
3　同上書、p.198-9。
4　米本昌平、2001「ゲノム時代の科学と人間―変質する諸課題」『神奈川大学評論』第38号3月、p.37。
5　同上書、p.35。
6　天笠啓祐、1996『優生操作の悪夢―医療による生と死の支配』社会評論社、p.68。

第6章

生殖技術と自己決定
—— 代理母のエシックス／ポリティクス ——

1. 生殖医療の現在

　私は、社会の人間的側面を尊重するために必要な規制を設定すべきだと
思います。社会は、人間が自分自身に認める価値に沿った価値しかもた
ないものです。限界をもう一度はっきりさせ、人間の尊厳はある種の行
為とは相容れないということを確認するべきです[1]。（傍点は筆者）

　これは、フランスの遺伝病医学者、ジャン＝フランソワ・マテイが62歳の
イタリア人女性の出産に対してインタビューで述べたことばである。
　2001年、世紀を越えた途端というわけではないだろうが、新生殖技術に
よってつくられる未知の子どもについて相次いで報じられた。「クローン人
間をつくる計画」（『読売新聞夕刊』2001年2月3日）、「両親と第三者の遺伝
子をもつ遺伝子改変ベビー誕生」（『朝日新聞』2001年5月9日）、「「代理母」
国内で出産」（『朝日新聞』2001年5月9日）、「提供卵子により62歳の姉、弟
の精子で出産」（『朝日新聞』2001年6月22日）、「日本人卵子売買バンク、韓
国、アメリカで設立」（『朝日新聞』2001年6月24日）、「代理母の胎内の双子
を依頼者夫婦が5万5千ポンドで売りに出している」（『朝日新聞』2001年8
月16日）等々。
　これらは目についた生殖に関する新聞報道にすぎないが、それでもわれわ
れの日常生活の自明性を脅かすような不安を感じないだろうか。現在、われ
われは急激な生物学、医学的進展の渦中にいる。新しい科学技術が提示され
れば、当然それは人の欲望を喚起する。

　上記の「代理母で出産」という記事以外は海外での出来事である。しかし、日本人向けの代理母や提供卵子の商業的展開が海外でなされている現実は、人は望めば可能な生殖技術にアクセスできるということである。

　日本では、新生殖技術は法制度化されることなく、日産婦会の会告だけで実施されすでに不妊治療として定着すらしている。ヒト発生のメカニズムの解明は思いもよらない生殖の可能性を開示した。しかし、生殖へのある種の個人的欲望の実現は、自己決定権として正当化されない場合もあるだろう。それは、人間が社会的存在以外のものではありえないことと接続しているように思える。ここでは、それをとりあえず倫理と呼んでおこう。

　本章では、2、3年後に法律的に禁止の方向が示されている「代理母」について、この技術の制御が妥当かどうか、倫理的側面から検討したい。

（1）性・生殖における道徳の変更

　性と生殖が否応なく合致していた時代には、生まれた子どもに対する道徳的責任は、とりあえずその子どもをつくり出した男と女にある、とされてきた。男性は性の責任を「妻子を養う」という経済性に、女性は妊娠・出産・育児を担う労働性に、まさに性別役割分業において生殖責任を果たすことになっていた。この責任を全うするための装置が近代家族である。

　しかしながら、フェミニズムは、婚姻制度に組み込まれた性・生殖がその道徳性において男が女を支配する装置を稼働させるものであることを指摘した。つまり、近代家族は婚姻関係にある女性の貞操や母性愛という自然が子どもを育てるというような道徳を流布してきたが、これは要するに性と生殖における男性支配を正当化しているだけである、という。フェミニズムはそれをファロセントリズム、家父長制として批判してきた。

　今日、婚外性交や未婚女性の出産に対する道徳的拘束は弛緩している。それは近代家族を維持再生産、すなわち、生殖を促す動因、子どもの生育を担うことによる充足感などを希薄化し、結果的に結婚難、少子化、子どもの養育・教育力の弱体化などの現象を招来している。

　他方、体外受精に代表される新生殖技術は、卵子、精子、子宮という、人間を産み出す素材とその生産環境を分離することによって成り立つものとい

う、生物学的な生殖における認識を明示化してきた。この認識に照らしてみれば、どのような素材や生産過程であろうとも、「人間の誕生」は「ヒトの生産」に還元される「科学的」ないし「技術的」可能性の先にあるという結論に至る。

　技術的な「ヒトの生産」をどう社会的に認知するか、すなわち、今日の道徳の弛緩した子産み、子育て環境において、生殖技術のどのような規範化が可能か、それが新しい人間の誕生を現実のものとしたわれわれ社会に課された問題である。

（2）「代理母」は不妊治療か

　現在、新生殖技術の臨床は、医療機関での実施が前提であることから、「不妊治療」の一環として行われている。しかしながら、代理母によって子どもをもつことは、「不妊治療」と呼べるであろうか。つまり、代理母による子産みを医療の提供／享受の基本的権利として措定しうるか、問うことでもある。

　「それがごく普通の最低限の医療の提供であれ、医療の供給を受けることへの基本的な人間などというものは存在しない」。医療への権利とは、「恩恵への権利」であり、それは「よい生活の特別な理解へ積極的に参加することを他者に求める」[2]ものであるとエンゲルハートは言う。

　たしかに、一般的な意味で子どもをもとうとすることは自由であり、「生殖への権利」としてすら措定できるだろう。しかし、個々の欲望の実現が治療という医療システムに許容されるには、治療としての正当性がなくてはならない。したがって、身体的には子どもを産めるけれども、時間的にゆとりがない、体型が崩れる、単に産みたくない、など、身体的に妊娠・出産が可能な人が、個人的理由によって代理母を頼むことは医療としては認知されないだろう。

　では、次のような場合はどうだろう。①妊娠・出産がその女性の生命を著しく傷つける場合、②子宮を事故や疾病で失った女性、③子宮がもともとない女性、④閉経後の女性、⑤子宮のない男性、このような人々が代理母を頼むことは医療的に可能だろうか。

　④⑤の場合は、生物学的に不可能な事態、すなわち「不妊」ではないから治療の対象者とはなりえない。問題は、①②③の場合である。

　妊娠・出産が生物学的に女性性固有の特質であるなら、たしかに、彼らは幸福のために、可能なかぎり最善の医療の恩恵を望むことは否定されない。臓器移植が医療として認知されているのだから、子宮の移植が模索されていない以上、代理母を頼むことが子どもをもつ最善の方法とすれば、医療的恩恵を受ける方法として代理母を不妊治療のカテゴリーに入れる可能性は皆無ではない。

　しかし、現実的な問題として、医療と認知されるには医療提供者とその享受者それぞれの選択の自由があるとはいえ、上記理由のすべての人たちに平等に代理母を割り振ることが可能だろうか。この場合、妊娠・出産を代理する女性は医療資源とみなされるのだが、代理母の人権はどうなるのだろう。また、生まれてくる子どもは現行の法律では代理母の子どもとなる。まさにこれから生きる子どもにその初めから複雑な親子関係を用意することが社会的（養育する）母の「不妊治療」として許容されるのか。

2　生殖への欲望と自己決定権

（1）血縁を求める意識の矛盾

　生殖は、個々のカップルの、まさに個別の期待ないし要望に根ざしている。今日では、それは、近代家族の価値基準に沿った性愛の証であるという強い動機に基づくこともあるだろう。しかし、結婚すれば子どもをつくる、結婚とはそういうものであるというような漠然とした意識で子どもが期待されることの方が多いように思われる。

　結婚後不妊とわかったカップルは、まず、この平均的家族像（結婚と子どもがセットである）からの疎外感をもつのではなかろうか。不妊治療における新生殖技術は、厳密な意味での身体の治療ではない。妊娠・出産という結果が治癒ということになる。

　したがって、新生殖技術が不妊治療として正当化される背景に、「夫婦の性

　愛の結果としての子ども」を「あるべき姿」とみる、治療者、被治療者の共通意識がみえる。この意識はどうしても親子の血縁という欲望に逢着する。

　この欲望が、日本で認められていない提供卵子による体外受精、代理母、代理出産を求めて不妊カップルをアメリカや韓国へ赴かせている。アメリカの不妊治療現場では、日本人カップルが年に100組ほども訪れるため、日本人卵子（あるいは東洋系の人の卵子）が圧倒的に不足しているという。また、この中には夫婦の受精卵を第三者の女性に妊娠・出産してもらう（代理出産）ために渡航するものも少なくない（『朝日新聞』2001年6月24日）。ここには、遺伝的（生物学的）親と社会的（養育する）親の一致を求める、涙ぐましいまでの専心と努力を感ずる。しかし、日本の社会は、不妊カップルにこれほどの努力を強いるほど、親子の血縁を道徳的に求めているだろうか。

　子どもが欲しいという欲望が切実であれば、養子という選択肢もある。養育を目的とし、実子とすることのできる特別養子制度もある。ところが、日本では養子目的の養子（特別養子）は希望者が少ない。たしかに、新生殖技術が血縁の欲望を満たすのであれば、養子よりもそちらを選択するだろう。

　しかし、望まれずに生まれてきた子どもを国際養子として海外に出す数は、経済的先進国の中では日本が異常に高いという事実がある[3]。国際養子とは、「親に望まれない子どもであると同時にその存在を否定したい子ども」のことである。つまり、それは未婚の女性が産んだ子ども、夫以外の男性との間にできた子ども、前夫との間にできた子どもなどであるという。養子先はほぼアメリカである。日本からの養子は、ドラッグや産みの親からの取り戻しの心配のない「安全な子ども」であり、引き取り手は多い[4]。

　親子の血縁をひたすら求めて海外に出向く不妊のカップルがいる一方で、このように血縁の子どもを海外に遺棄して、なかったことにしてしまう親もいる。日本の社会では、そういう欲望と行動をとらせるような共通認識があるとみなすことはできるだろう。

　正式な夫婦の妻には血縁の子どもを求めさせ、未婚や婚姻外での女性の子産みにはきわめて否定的なその意識は、それを道徳と呼ぶかどうかは疑問だが、子産みに対して女性を著しく拘束している。血縁の子どもをひたすら求める、自分の産んだ子どもを遺棄する、いずれもその行為はぎりぎりの「自己

決定」なのではあろう。しかし、それは、そうせねば女性の生活が立ち行かないからであり、生まれてきた子どもにはいかなる責任もない。このような子産みの状況を女性の「自己決定権」の範囲内とすることができるだろうか。

（2）身体提供の市場的価値

　さて、われわれの社会は基本的に市場原理によって成り立っている。個人の財産とみなされるものを自由に売ることができる。身体の一部も例外ではない。鬘のための毛髪が売られている。アメリカには、人間の心臓弁や血管、軟骨、アキレス腱などを加工して販売するクライオライフ社という急成長を続けるベンチャー企業もある[5]。

　移植用の臓器はおおむね脳死者の生前の自己決定による慈善が原則である。ところが、不妊治療では、卵子や精子、妊娠・出産の代理は、金銭が介在している。

　提供を受ける側からすれば、自分のために身体の一部を提供してくれたことに感謝し、お礼として金銭を差し出すことは、社会通念的意味で許容されると考えることもできるだろう。しかし、アメリカで卵子バンク、精子バンクによって提供される配偶子は、明らかに市場原理に支配されている。ノーベル賞受賞者の精子や白人・金髪・ハーバード大学の女子学生の卵子などは高値で売られている。日本人夫婦はひたすら妻に似た日本人あるいは東洋系の女性の卵子を求める。

　提供する側からみればどうだろう。技術的にみて、献血よりも身体的に苦痛を伴わない精子提供はともかく、卵子提供は成熟卵の採取のための薬物投与や手術、また良質卵のための日常生活の規制など身体的拘束および危険を伴う。代理母や代理出産は、卵子提供者と同様の拘束と危険に加え、10か月という妊娠期間、出産という作業がある。これだけの身体的負担や労力、リスクを引き受けるには、その金銭的対価、すなわち報酬が強い動機となりうる。この決断を自己決定権の範疇と捉えれば、他者がそれを否定する理由もまたないということになる。

　移植用臓器が不足しているとはいえ、生体腎の売買は道徳的に非難される。同様に、金銭を伴う代理母や代理妊娠契約は道徳的非難されるべきだろ

うか。生体腎と違い、代理母は子宮の使用であって、子宮を売り渡すわけではない。したがって、契約の当事者同士がそれぞれの自己決定権に属する責任と義務を果たせば、市場原理に委ねる不都合もない、ということもできる。それを制御するとすれば、「自己決定権」が代理母や代理出産をその権利の及ばない領域に属することだと説明する必要がある。

（3）自己決定権の許容範囲

今日、社会は多元的価値の錯綜する状況にあるが、その多元性を支えるのは自由と平等という基本的価値である。したがって、人はそこで生きる共同体の規範ないし道徳的範囲において、自己の価値観に基づく判断を下す権利がある。それが「自己決定権」である。

しかし、「自己決定権」が重要視される場面というのは、一般的な人権尊重という観念的なところでではない。被告の権利、患者の権利、子どもの権利など、およそ権利が尊重されにくい場面においてである。

通常、夫婦が子どもをもつかもたないかという場面で、「生殖の自己決定権」が問題になることはそれほどない。不妊治療として AID が長年実施されているのに、なぜ、提供卵子や代理母が許容されないのか。その方法でしか子どもをもてない夫婦の生殖の権利はなぜ守られないのか。このような文脈において「生殖の自己決定権」は主張される。

この自己決定権を論理的に主張しているのが永田えり子である。彼女は「人間のサービスは、すでに社会的に商品化が認められて」おり、「十分な情報と保護があるならば、代理母を労働力とみなしてはならないという理由はない」、それが「自由社会」のロジックであるという[6]。したがって、市場を支える思想、「選択の自由と自己責任」、すなわち「自己決定権」は「健全な生殖市場」のためのルールを作ることによってこそ守られる、と主張しているように思う。

また、現代のバイオエシックスにおける、とりわけ実践倫理を追求しているP・シンガーは、部分的代理母（＝卵子、妊娠・出産を提供する母）は規制をもって許可し、完全な代理母（＝カップルの受精卵により妊娠・出産を提供する母）は許可すべきであるとする。彼は遺伝的親と社会的親が一致す

ることが最も望ましいと考えている。したがって、子どもと遺伝的つながり
のある代理母は、母であるゆえに、代理においてトラブルが生じるから規制
が必要である。しかし、遺伝的つながりがない代理出産は親子関係に影響を
及ぼさないので制度化してよいとする[7]。

　両者の主張において共通している認識は、「代理妊娠契約は、妊娠と出産が
金で雇った他人に代行させることができる仕事である、という前提に立って
いる」[8]という点にある。子どもを産むという領域に自由市場原理が導入され
れば、「たとえ人間の意志の拡張が近代の目標であったにせよ、それを生まれ
てくる子どもに対する親の意志の拡張と安易に読みかえることはできない」[9]
と、生まれてくる子どもを「親の自己決定権」の内のものとすることに否定
的な見解もある。

　たしかに、生まれてくる子どもはまったくの受動的存在であるほかなく、
権利主体として完全に認知されるのは、生まれ出たその瞬間からである。し
かも、自己決定する主体となるまでには時間がかかる。だからこそ、権利主
体となるまで翻弄されやすい「子どもの権利」が守られるべきものとして措
定されるのであろう。

　このように、親子は権利という概念を軸にして語ることができないものと
して考えるならば、妊娠・出産を代理してもらう権利を、生殖の「自己決定
権」という親の権利で一元的に判断できないということになる。

3　社会的コントロールの倫理的根拠

（1）生殖への他者の介在

　代理母、代理出産が倫理的に認められないとする論がある。人工生殖技術
の先駆的開発国イギリスでは、1990年、「ヒトの受精卵および胚研究に関する
法律（Human Fertilisation and Embryology Act 1990）」を成立させたが、こ
の法律のベースになったのが、1984年に提出された「ウォーノック・リポー
ト」である。

　ウォーノック・リポートは、代理母、代理出産を倫理的に許されない行為

とし、その契約の法的効力を認めない勧告をしている。なぜ、代理母や代理出産が「倫理的に許されない行為」とされるのか。この報告では、自分に代わって他人に出産させることは「他人を手段とすることである」から許されない、としている。では、「他人を手段とする行為」の非倫理性はどこからくるのか。

「他人を手段としてはいけない」という、道徳の実践的原理を提示したのはカントである。カントに依拠して代理母、代理出産が道徳的でないと言えるのかどうか検討してみよう。カントは、行為の道徳的価値は「行為の対象が実現されるか否かには依存せず、むしろ欲求能力の向かう一切の対象に無頓着に一定の行為をなすように促すところの、意志作用の原理にのみ依存する」[10]という。意志作用とは「意欲」と言い換えてもいいだろう。意欲された行為が同時に道徳的行為であるためには、その結果如何にかかわらない意欲でなければならないということを言っている。

さらに、「汝の格率が普遍的法則となることを汝が同時にその格率によって意志しうる場合にのみ、その格率に従って行為せよ」[11]と言う。つまり、行為を起こす汝の格率、すなわち信条が普遍的法則となるような意欲の仕方においてなされた行為のみが道徳的行為ということになる。

そして、有名な実践的定言命法は次のように言う。「汝の人格の中にも他のすべての人の人格の中にもある人間性を、汝がいつも同時に目的として用い、決して単に手段としてのみ用いない、というようなふうに行為せよ」[12]。

「他者を手段として用いる」ことは他者の人格を目的としない、つまり他者を「モノ」とみなすことに等しい。それは、自己の行為を促す意欲を支える信条が普遍的法則に合致していないということであり、それは自らの人格をも目的としない。それゆえ、「他者を手段として用いる」ことは道徳的でないということになる。

この論を正当なものとすると、代理妊娠・出産が契約者双方にとって道徳的行為でないのは、依頼者が代理母を人格でなく、子宮とみなす、つまり相手を目的としないことにある。そして、代理母にとっては、自分の子宮をモノ化し、自己自身を目的としないことにある。つまり、人格をモノ化することこそが、人間的価値に反する行為である。

（2）慈善の行いとしての代理母

　ところで、カントは「愛の義務」に関して、次のように言っている。「好意〔実践的人間愛〕の格率は、たとえすべての人を愛するに値すると思おうが思うまいが、人間相互の義務であ」り、「あなたの〔親切をつくすという〕格率も、あらゆる義務法則一切の基礎となる普遍的立法としての資格をえる」[13]と。カントは、ここでキリスト教のあの隣人愛が普遍的道徳律だと言っているのである。

　　　結婚して子供をもって、子供の素晴らしさがわかってからは、子供をもてないで悩んでいる誰かのために自分が代理母として協力してあげることは私が人間として、してあげられる最高の行為だと思った[14]。

　これは、不妊の日本人夫婦のために代理母出産を行ったアメリカ人女性のことばである。ここに示された「善なる意志」による代理母出産の行為は、カントの言う道徳律に照らせば、それは実に道徳的行いである。しかも、不妊の女性の幸福のために代理母として協力するのであり、相手も自分をもその人格を目的としているのであるから相互を手段化してはいない。したがって、このような慈善の行いとしての代理母を否定することはできない。

　しかし、代理出産したこの女性のことばを紹介する書によれば、日本人依頼者は、「生まれた子供に対して代理母出産により生まれてきたことを告知する意志を持った人はゼロに等しく、子供と代理母との面会は出産後の数日間となるケースがほとんど」[15]という。道徳的行為と信じて引き受けた代理母の善意は、日本人夫婦には共有されてはいないことがわかる。

　代理母によって生まれたことの告知を拒む日本人の親は、代理母の子宮が必要であり、本音としては子どもに代理母から生まれたことを認めたくない、できたらなかったことにしてしまいたいと思っているのではないか。代理母の善意は一方通行である。代理母は人ではない。自己の身体の部分の代替、すなわち妊娠と出産を担ういわば機械である。依頼者と代理母が人と人との関係にないとするなら、これはそもそも、道徳的関係として問う契機をもたない。つまり、慈善の原理が共有されない集団間での行為のやりとりに

相互の道徳的了解を求めることはきわめて困難であることがわかる。

　結局、「普遍化可能で厳密な道徳律は、価値多元的な社会で共通の尺度として機能するが、慈善の原理には普遍的尺度が存在しない」[16]ということである。

（3）予見しえぬ未来の責任

　では、代理母を容認あるいは否認する普遍的道徳律を見出すことはできないのだろうか。現実には、ドイツ・フランスでは代理母が、イギリスでは商業的代理母が禁じられ、日本でもまもなく法的に禁止されようとしている。アメリカでは州によって異なり、韓国では検討中で今のところ立法化されていないため、日本人夫婦はこの両国で代理母によって子どもを得ている。

　英米のみが「代理母」を容認しているが、それは背景に功利主義の倫理学があるからだと思われる。つまり、功利主義は、倫理的に正しい行為を、可能なかぎり多数の人々に共有されうる肯定的な価値（善）とみなされるものだと定義する。したがって、イギリスでは、商業的代理母は（ウォーノック・リポートが言うように）「他者を手段とする」ことだとして禁止されているが、慈善の代理母は相互の母の幸福（子どもをもつこと）だとして是認されている。アメリカは自由と自己決定が基本であり、結果として不幸を招いたときに調停される。つまり不幸の軽減が図られるのである。

　日本では、ドイツ・フランスと同じく、いかなる代理母も禁止の方向が打ち出されている。禁止の根拠はどこにあるのだろうか。これまでみてきたように、慈善の代理母が存在し、それがたとえ一方的な慈善的行為であろうとも、海外に代理母を求める人々を止めることはできない。それでは日本国内ではどうか。

　国内では、姉妹の妹が子宮のない姉に代わって姉夫婦の受精卵を妊娠・出産した例がある[17]。英米のように慈善の代理母を調達するのは難しいが、この事例は血縁者によってなされた代理母であり、その意味で容認しがたい。なぜなら、それは血縁者の犠牲を前提とすることは、個別的にはどれほど慈善的行為であろうとも、不妊の姉妹をもつ女性に抑圧的な言説を用意することになるからである。法的に規制するのであれば、このような抑圧は最も避

けねばならないことである。

　結局、功利主義的決断が最も実効性のある法的な道徳的根拠となりうるだろうことは否定しがたい。多くの人に「子どもをもつこと」が幸福とされるかぎりにおいて、慈善としての代理母は容認されるかもしれない。しかし、慈善の意味が共有されない社会では、代理母は、慈善という名の強制か商業的次元に還元されるだろうことは予測できる。それゆえ、隣人愛という道徳的基盤をもたない日本にあって、功利主義的決定は難しいだろう。

　功利主義を道徳の基礎におくＪ・Ｓ・ミルは、まさにその『功利主義論』において次のように言う。「意志は欲望の子であるが、産みの親からぬけでたとたんに、たちまち慣習の支配を受ける」[18]と。これは比喩だが、代理母の道徳性を問うているここでは実にリアルである。

　子どもは社会の中に生まれるのである。子どもの存在に関しては、全責任は親とその生まれた社会にある。慣習がすべて善だとは言えないが、親子という関係から生ずる慣習に支配されているのが社会的存在としての人間である。

　生まれてくる子どもの養育過程を射程に入れた法的整備を行うのであれば、現在の日本社会では、代理母の禁止が妥当だと思われる。隠蔽された出自を知り、その生の初めから葛藤を抱え込む子どもを増やさないためにも。

【注および参考・引用文献】

1　J. F. マテイ、1995　浅野素女訳『人工生殖のなかの子どもたち―生命倫理と生殖技術革命』築地書館、p.213。

2　H. T. エンゲルハート、1989　加藤尚武／飯田亘之監訳『バイオエシックスの基礎づけ』朝日出版社、p.407。

3　朝日新聞社大阪社会部、1995『海を渡る赤ちゃん』朝日新聞、p.158。

4　希望者が少ないのは、特別養子の養親となる審査が厳しい、時間と手間がかかるなどの理由もある。養子事情については、本書第4章（拙論「生殖と家族―身体の物象化をめぐって」『神奈川大学評論』第38号 p.78-9）参照。

5　粟屋剛、1999『人体部品ビジネス』講談社。

6　永田えり子、1995「生殖技術と市場」浅井美智子／柘植あづみ編『つくられる生殖神話』制作同人社・サイエンスハウス、p.144。

7　P・シンガー／D・ウェールズ、1988　加茂直樹訳『生殖革命』晃洋書房、p.203。

8　加茂直樹「生命倫理と現代社会」塚崎智／加茂直樹編、1989『生命倫理の現在』世界思想社、p.263。

9　品川哲彦「新しい生殖技術と社会」同上書、p.203。

10　E.カント、1976　野田又夫訳『人倫の形而上学の基礎づけ』『カント』＜世界の名著＞中央公論社、p.241。

11　同上書、p.265。

12　同上書、p.274。

13　同上書、p.615-6。

14　菰田麻紀子、1996『代理母出産』近代映画社、p.119。

15　同上書、p.158-9。

16　加藤尚武「医療の基礎的存在論」塚崎／加茂、前掲書、p.75。

17　今年（2002年）5月、日本で公表された代理出産では、子宮を失った姉に代わり妹が姉夫婦の体外受精卵の胚移植により妊娠したケースである。これを実施した医師は、ボランティア精神に基づくかぎり代理出産は認められるべきだと主張している。しかし、それは子どもをもつ妹が純粋に子宮のない姉のために決意したのか疑問は残る。つまり、姉妹間では、たとえば、家族観の生体腎や生体部分肝移植と同様に、犠牲になることへの心理的抑圧が働くことも否定しがたい。また、この場合、妹の幼い子どもたちは生まれてくる子どもを取り上げられると感ずるかもしれない。

18　J. S. ミル、1977　井原吉之助訳『功利主義論』『ベンサム、J. S. ミル』＜世界の名著＞中央公論社、p.503。

第7章

··

ジェンダーフレイムから見た新生殖技術

1. 新生殖技術に対するフェミニズムの視点

アメリカにおいて、フェミニストは一般的に新生殖技術が臨床応用され始めた当初から、それに否定的であったと言われる。それは、技術の進展をナイーブに受け容れる人々が新しい生殖技術の潜在的危険性に気づいていないからであると、ローラ・パーディは指摘している。さらに、彼女はジェンダーに対して目を閉ざされていることが、より女性の根本的危険を引き起こしているという（Purdy［1996 : 76-77]）。

ジェンダー的視点を欠くことが、新生殖技術の臨床応用において、なぜ危険をもたらすのであろうか。おそらく、技術が用いられるこの社会において、生殖にはいまだ強固なジェンダーバイアスがかかっているからであろう。つまり、新しい技術を開発、進展させようとする科学的ベクトルと、子どもをもつことが女性として幸福であるというようなナイーブな信念のベクトルがまさにナイーブに結合してしまう、ということにある。それは、女性の身体が生殖という次元において、歴史的に堆積された自然の言説とそれを補強する社会的に優勢な科学的力にコントロールされても、当の女性が気づかないというような事態を引き起こしているということでもある。

欧米、とりわけアメリカでは技術の開発と臨床実施が最短距離で架橋され、かつ個人の自由という大義名分が新生殖技術を用いたさまざまなパターンの生殖を選択させてきた。それゆえ、多くのトラブルも生じている。そして、そのトラブルの被害者はほとんど女性と子どもであった。アメリカのフェミニズムが新生殖技術をジェンダー・イシューとみなす動機はまさにそこにある。

日本ではどうか。新生殖技術に関わる法整備の遅れが多様な問題を生み出

している。長く AID（提供精子による人工授精）が実施されてきたが、非配偶者間の体外受精や代理母は行われずにきたために、かなりのカップルがこの技術に浴する目的で海外に出向いて子どもを得ている。卵子の提供、妊娠・出産などを他の女性に依存することの問題性が、外国の女性に頼ることによって隠蔽されてもきた。つまり、外国の女性の身体を道具として扱うことの非倫理性に対するジェンダー分析を日本のフェミニズムはあまり検討してこなかったという意味である。

　たしかに、新生殖技術に対するフェミニズムからの対応は少ない。しかし、それは、女性が子どもを産むことをナイーブに肯定する男性医師を中心とした医療という実態があることも一因である。そこでは技術だけが提供されるわけではない。彼らの生殖観・家族観に則り臨床が行われ、技術が提供されてきたのである。日産婦会が規制してきた代理母や提供配偶子による体外受精などが、近年、一医師の個人的判断で実施され、ようやく新生殖技術の倫理的問題が社会的に認識され始めたところである。そして、新生殖技術の臨床基準がまもなく法制度化されようとしている。その準備期間である現在、医師や法学者・社会学者などの意見は聴取されているようだが、「女性」の意見は聴取されていないように見受けられる。

　現在、日本では、多額のお金や時間をかけて海外に行ってまで子どもを欲する人たちがいる一方で、産みたくない女性の増加が少子化傾向に拍車をかけている。この相反する欲望の原点に、この社会の性差別がある。代理母や代理妊娠・出産、精子提供によるシングルマザー、閉経を過ぎた高齢の女性の妊娠・出産など、国内でできないことはすべて外国で行ってくるということは、グローバルなジェンダー問題であるが、日本の社会が抱えている生殖をめぐるジェンダー問題がまず先行して存在していることは強調しておく必要があるだろう。

　本章では、ジェンダー分析によって新生殖技術の潜在的危険性を検討しているアメリカのフェミニストの論考に依拠しつつ、新生殖技術をめぐる葛藤を分析するためのジェンダー視点について検討したい。

２．生殖における女性の潜在的リスク

（1）バースコントロールの教訓

　新しい生殖技術は三つのカテゴリーに分類される。第一は中絶や避妊とい
う、産まない、産ませないための技術である。第二はIVF（体外受精）を代
表とする産ませる技術、第三は、遺伝子スクリーニングに代表されるような
子どもの質をデザインする技術である。

　今日、フェミニズムは、一般的に新生殖技術に批判的だが、新しい技術を
積極的に評価する人々もいないわけではない。先のパーディは、新しい技術
を積極的に評価してきたナイーブな自由主義フェミニズムがあることを指摘
している。また、いまだ女性が男性と同等でない社会において、生殖におけ
る女性のセルフコントロールを得ることが女性の利益を向上させることであ
り、ひいては性差別を終結させることに寄与するとフェミニズムが考えたこ
と、このことが新生殖技術を根源的に問い直す契機を奪ってきたと批判して
いる（Purdy［1996:76-77］）。

　フェミニズムのこのような新技術へのナイーブな期待が、女性により一層
潜在的リスクを負わせることに加担してきた。その典型的先例が、フェミニ
ストによるバースコントロールのプロパガンダである。歴史的にも長い間、
女性は生殖を媒介にして男性に支配されてきた。したがって、女性自身によ
るバースコントロールは、男性と同等の女性の主体性の可能性を示唆する。
また、妊娠中絶は女性の身体的リスクが多大であるし、避妊は男性に主導権
があった。また、子どもをよりよく社会化するためには子どもの数は少数で
あることが望ましい[1]。

　このような文脈に正当性を与えたのが、産児制限の提唱で有名なマーガ
レット・サンガーである。彼女は避妊によって子どもの数を少なくすることが、
ある人々にとっては幸福につながる、というバースコントロールを説いた。

　しかし、フェミニスト、ジョアンナ・キャラハンは、このサンガーの提唱
するバースコントロールを厳しく批判している。

　キャラハンは、マーガレット・サンガーが1930年代のアメリカの優生政策
において、フェミニズムにとって教訓となるような重要な役割を演じた、と

いう。彼女の掲げた「適する人にはもっと子どもを、不適な人には少なく」というスローガンは、彼女が理想とする中産階級の人々の生活を脅かすような無学な人々、堕落した人々の生殖を制限することであった。つまり、社会的に不適応な子どもを生み出す人々—サンガーのことばに従えば、「劣性集団」の人々—を不妊（断種）するか、あるいは男女を分離し子どもをつくらせないという差別的なことを提唱したのである。サンガーは、女性が生殖のコントロールを欠くことによって抑圧されていることを気遣うあまり、彼女自身の中にあった優生主義が人種差別や階級差別を含意していることを自覚できず、結局、生殖の自由や優生学の双方を同時に要求するような基本的矛盾を犯した、とキャラハンは解釈している（Callahan［1995:25］）。

　サンガーの来日講演を聞いた与謝野晶子は、バースコントロールを「親としての新道徳」と賛意を示すと同時、その優生思想をも受け取っている。晶子はサンガーの言う「産児制限」の背後にある優生思想を正しく受け取り、「優生学的節制」と言いたいと述べている[2]。

　かつては中絶や捨て子は未婚女性の望まぬ結果であった。また、貧窮によるやむをえない結果であったかもしれない。しかし、バースコントロールが「親の資格」「子どもの質」を希求するディスクールを含意することによって、女性に別のリスクと差別を強いることになるのである。

（2）生殖の権利と本質論の乖離

　人工授精や体外受精など、受胎を促す技術に対するフェミニズムの立場は二極化している。ローズマリー・トングは、一般的に、人工授精などの生殖を助けるほとんどの技術が女性の子産みの選択肢を増大させることにフェミニストは賛成しているが、その技術の程度によって立場は大きく違うという。つまり、これらの技術の使用に基本的に同意するフェミニズムは、技術を用いる女性の権利がほとんど無条件に行使されるべきか、かなり限られたものであるべきかを検討の中心的課題としていると批判している（Tong［1997:162］）。

　立場の相違とは、帝王切開や病院での出産（専門的、衛生的に看護される出産）などを自由に選択する「消極的権利」の主張と、提供配偶子による人

工生殖や代理母などあらゆる子づくり、子産みを援助する技術を受け容れる「積極的権利」の主張である。

　生殖の消極的権利を主張するフェミニストは、受胎を促す新しい技術には、「ヘテロセクシュアルで結婚していて、経済的ゆとりがあり、かつ特権的な人種」という、運のよい人々だけがアクセスできる、このような今の政策の下で実施されている生殖技術は不公平であると考えている。それゆえ、万人に開かれない生殖技術に賛成できないとしている。他方、積極的権利を主張するフェミニストは、結婚した人々が不妊を克服することを強く主張する。この場合、あらゆる目的（男女産み分け、遺伝子的選択、妊娠・出産の重荷を他者に代わってもらうなど）に対して、それを可能とする技術が適応されることこそ、生殖の権利と考えられている。

　トングは、生殖の積極的権利の主張は、子どもを、成人が自分の特別の親性への欲望で「注文」したり、「購入」したりできる必需品以外のなにものでもないものとするに等しい、と強く批判している（Tong 1997: 163）。

　しかし、積極的、消極的、いずれにせよ、フェミニストは結婚した人々の生殖をきわめて必然的で重要なことと考えていることが理解される。換言すれば、生殖への権利とは、自然権であるということだ。パーディは、女性が子どもをもちたいという要望、遺伝的につながりのある子どもに対する欲望を「自然」と捉えている（Purdy 1996: 78）。たしかに、「自然」とリンクした生殖の観念はきわめて強固である。

　とはいえ、受胎を援助するほとんどの技術に反対するフェミニストこそ、この「自然」から逃れられてはいない。技術に反対するフェミニストは、女性が子どもをもちたい、また遺伝的つながりのある子どもをもちたいという欲望は自然であるとしても、それを権利とすることに異を唱えているのである。つまり、これらの欲望は社会的に構造化されたものであるが、欲望自体が当の本人には自然と感じられる。つまり、女性に自分自身の子どもをもたなければ完全でないと確信させるような「出産自然主義（pronatalism）」の広範な流布や遺伝的つながりのある子どもへの欲望が、まさに自然であるかのように構造化されているため、受胎を援助する新しい技術に人々は救済を求めるというのである。

　それゆえ、パーディは、「社会的に構造化された欲望を満たすことは道徳的本質ではない」（Purdy [1996:78]）と主張する。つまり、自分の子ども、夫の愛の証としての子ども、という欲望は「自然」であるとしても、それは個人の自然であって本質的自然ではない。したがって、その「自然」という欲望を「権利」とみなすことはできない、ということであろう。

　たしかに、現実の社会では、自然に、当たり前のように人々は子どもを産み育ててきた。また、子どもをもてなかった人々も同様である。多くの女性（男性）は「そういうもの」という理由で子どもをもっているし、また生殖の失敗は単に「相性が悪い」だけだということはありそうなことだ、とパーディは述べている（Purdy [1996:78]）。

　問題は生殖の欲望は今日かなり個別的になっているにもかかわらず、それを必然的な権利と読み換えることにあるだろう。フェミニズムがなさねばならないことは、生殖の欲望を自然か否かと問うことでも、技術の程度の規制を調整することでもなく、女性にとって生殖とは何か、また何を権利としうるかを問い直すことであろう。

3．第三者が関わる生殖に対するフェミニズムの対応

（1）提供配偶子による生殖

　第三者からの配偶子の提供を受ける生殖は、その目的以外のいくつかの問題を派生する。まず、この生殖に反対の立場をとるフェミニストは、賛成する論者の矛盾を指摘している。賛成論者は、たとえば、AID を用いたい不妊のカップルにとって、おそらく子どもとの遺伝的つながりは最も重要であるにもかかわらず、精子ドナーにとっては、たぶんこのつながりの象徴は重要でない、というような矛盾を考慮していない、と（Tong 1997:164）。つまり、この生殖が批判されるのは、遺伝的つながりを希求するカップルとそうでない人の間で生殖がなされるということにある。

　しかし、一般的に、このような提供配偶子による生殖に反対の立場をとるフェミニストが多いのは、個人の生殖権や、将来の親子関係の問題を考慮し

ているからだけではない。アメリカ社会では、商業的に精子や卵子が売買されている上、さらに、凍結配偶子の処遇をめぐってのトラブルやスキャンダルも発生しているからである。たとえば、1995年、カリフォルニア大学アービン生殖医療センターが、1988年から1992年の間、少なくとも30人の女性から得た卵子を未承認のまま使用したことが明るみに出た。フェミニストによるこの暴露は、当初、「被害妄想」とさえ言われたようだ（Tong［1997:164]）。

　精子と異なり、冷凍保存されている卵子は簡単に採取されたものではない。女性の身体的苦痛を伴って採取されたものである。卵子は身体の一部であり、その所有権は提供者に所属するのは当然であるとするのが、フェミニストの見解である。

　しかし、他方、第三者の精子ではないが、死んだ夫の冷凍精子を取り戻す訴訟もあったが、これはすんなり法廷訴訟においても容認されたのである。そして、フェミニストからこれに対する反対も聞かれない。このことから、フェミニストは、生殖を促す技術自体に反対するというより、第三者が介入する生殖に批判的であること、また、血統男子の生殖に対する優先権を当然とする意識があることがわかる。つまり、生殖は二者（1組の男女）間で行われるべきであるという価値観と、血のつながりが男性にあり、産む側の女性はそのつながりの重要な位置を占めていないという価値観を、生殖技術に反対するフェミニストは共有しているのではないかと思われる。

　しかしながら、このような見解は、先に批判した出産自然主義、すなわち、ヘテロカップルの自然の生殖を当たり前とする価値観と接近する。配偶子に問題のあるカップルやシングル女性などの生殖権は、社会的に容認されないと考えられていることになるだろう。現実には、多くの提供配偶子による生殖が行われている状況において、それに反対するフェミニストは強力なその論拠を示さねばならない。

　日本では、長くAIDが行われてきた背景もあり、提供卵子による生殖が容認される方向で検討されているが、はたして、それが妥当なものであるかどうか、ジェンダー視角を超えて幅広い検討が必要であろう。

（2）代理母、代理妊娠・出産による生殖

　さて、体外受精により子産みの方法にさまざまなバリエーションが生じた。第三者を巻き込む生殖の最後に行きつく方法が代理の妊娠・出産である（ここでは、卵子提供から妊娠・出産を請け負う代理母、依頼カップルの胚で妊娠・出産する女性も、ともに「代理母」として検討する）。

　トングによれば、代理母に反対するフェミニストの論点は三点ある。まず、第一は、生殖過程の分割により、歴史的に了解されてきた、いわゆる自然の「子産み」の意味や子どもの意味を激変させることへの危惧である。つまり、「子づくり（性行為・受精）、妊娠・出産、保育」という一連の過程を分割することは、遺伝的に優秀な女性が体外受精で胚をつくり、いわゆる試験管ベビーを身体的に強固な女性が子宮で育て出産し、生まれた新生児は優しい性格の女性が幼児から成人になるまで育てることへつながるのではないかということである。それは、あたかも、「赤ちゃんは、いわば新車のように特別なものではなく、同一価格で買えるようなものとみなされる……子どもに対する親の愛はもはや当たり前でなくなる」と、代理母に反対するフェミニストは怖れている（Tong [1997:200]）と、トングは解釈している。

　親の愛は、子どもの質を問うようなものではない。子どもが購入できるモノのようになれば、親の子どもへの愛は、当然「不良品」ではなく「良品」を求めるようにならざるをえない。

　第二点は、代理母の依頼者と代理母の関係に対する危惧である。女性が不妊のカップルのために自分の生殖機能を譲ることに同意する場合、彼女の同意はほとんど自由な選択と言うよりも経済的強制の産物であると代理母に反対するフェミニストは言う。また、ほとんどの代理母は多くの売春婦のように、彼らが自分のサービスを売る当の相手よりかなり貧しい。だれかが買うに十分の価値がある身体、それだけしか女性がもたないとすれば、それなりの仕事を得られない女性は自分の身体を売ることを余儀なくされるかもしれないと危惧している。そして、フェミニストは、これを彼女の「選択」とすることに強く反対している。つまり、貧しさという条件下で、「それはあなたの選択だ」というのは、選択という名の強制であると主張しているのである（Tong:1997:201）。

　たしかに経済的理由による代理母、すなわち商業的代理母だけで問題が推移しているだけであるなら、貧困の解消によって代理母自体が成立しなくなるだろう。しかし、代理母の周旋業者は、あまりに貧困な層の女性には代理母は依頼せず、中流層の女性を雇用しているという。彼女たちの代理母志願の動機は、「慈善」なのである。これが第三の論点である。筆者も別の論考で「慈善の代理母」について検討した（浅井［2002：172-173］）が、これに反対することは難しい。

　トングは聖なる母性とされてきた、まさに「女性性」の側面—愛すること、世話すること、そして自己犠牲すること—が代理母となる強い動機となっているのではないかと推測している。

　代理母を求める代理店（エージェント）は、頻繁に「絶望的な孤独、満たされない悲劇という不妊カップルのイメージ」を流布している。寛大な女性は、不幸なカップルの人生に「贈り物」をしたいと考える。そして、彼女は代理母に志願する。トングは、これを「同情のわな（compassion trap）」と呼ぶ。実際、女性だけが妊娠できるという事実は、女性にある種の犠牲的ヒロイズムを抱かせる可能性は大きいに違いない。

　彼女の分析によれば、代理母募集に応えた女性は、そのおよそ3分の1が過去に中絶経験をしたか、あるいは養子を諦めた女性たちであったという。この事実は、代理母志願の女性たちが「過去の悲嘆を和らげたい」という背景があるのではないかというフェミニストの推測を裏づけていると述べている（Tong 1997：2002）。

　しかし、代理母は、たとえ依頼者の受精卵であろうと、10か月という長期間自分の身体の一部として育む過程、産みの苦しみを経る中で、自分の満たされなかった悲しみを「癒し」という意味において、子どもへの愛情を育むのではなかろうか。代理母は出産後、すぐに子どもと引き裂かれる。彼女はその後やり場のない虚無感に襲われるかもしれない。アメリカに代理母を頼みに行く日本人夫婦は、ほとんどが帰国後は代理母とのコンタクトを絶ち、代理母に産んでもらったということを「なかったこと」にしてしまいたいと考えているようにみられる。そのとき、代理母たちの胸に去来するものは何か。「同情のわな」にはまった自分を見出すのだろうか。

4. 新生殖技術へのジェンダー分析の視角

（1）個人の欲望か、社会の必要か——養子の処遇

　新生殖技術に反対するフェミニストは、賛成者が「社会の必要を超えて、自動的に個人の欲望に特権を与えることになる」と批判している。モーラ・ライアンは、フェミニストは、多くの世話を得られない子どもがすでに存在しているときに、欲望の象徴として得る子どもにどこまで個人の権利が及ぶべきか問う必要がある、と主張している（Ryan [1990:7-12]）。

　たしかに大多数の女性は「そういうもの」として子どもを産んでいる。それが抑圧となり、不妊女性にある種の欠如感（女性として完全でない、夫に遺伝的つながりのある子どもを与えられない等々）をもたらすこともあるだろう。彼女たちにとって、新生殖技術はこの満たされない空白を埋めることができる奇跡の技術と映るのではなかろうか。しかし、新しい技術は生殖の過程を分断することによって、親子の遺伝的つながりを切断したり、逆に不可能なつながりを可能にしたりするのである。彼女たちにはここがみえていないように思う。結果としてますますわずかでも遺伝的つながりを求めていくのだろう。これは日本でも同様である。いや、アメリカ社会以上に、新たな生殖技術は不妊カップルに遺伝的つながりを求めさせているようにもみえる。

　親子の遺伝的つながりは、親子として絶対的に必要なものなのだろうか。親子の特別な親密さは、子どもの世話や成人になるための緩やかな成長を見守ることから生ずるのではないか。そして、子育ての喜びとは「忍耐」「心配」「日々の肉体労働」、つまり苦労の連続の中から生まれるものであろう。子育ての経験に対する純粋な望みがあったとしても、（保育）福祉に非協力的なこの社会において、よい親であるために要求される鋭敏な洞察力なしに子どもをもつことは、おそらく多くの苦しみを導くことになろうというパーディの指摘は、どこの世界でももっともと思える（Purdy [1996:78-9]）。

　J・マホーニーは、AIDや代理母の出現によって、子どもの利益が後退し、親の権利が再び拡大したと指摘している。アングロ・アメリカの法システムでは、19世紀後半まで、子どもは父の所有物であり、離婚や死別という特別なときだけ父の後見が否定された。この状況はビクトリア朝時代に女性の理

想化を梃子に変化したという。つまり、ビクトリア朝的女性の理想が女性の子どもに対する強い帰属意識を導き、少なくとも幼児は、その母親に所有権が与えられた。

　20世紀半ば、ジェンダーによって自動的に決定される親の「権利」よりも、むしろ子どもの利益が初めてみえ始めたという。ところが、AID や代理母の出現によって発生したトラブルに対し、州法廷は、子どもの利益ではなく、遺伝的親の権利を優先する傾向があると、マホーニーは述べている。具体的には、AID や代理母（夫の精子による人工授精など）では、母親の夫である父性の承認によって、遺伝的親でない人々に親の権利を与えており、代理母（代理の妊娠・出産）では、子どもの必要よりもむしろ遺伝的つながりゆえに親だと思われる人々の権利を擁護している、という[3]。

　マホーニーはこのような親の利益や都合を優先させる法的決定は、半世紀前にようやく認められだした子どもの利益を損なうことになるだろうと危惧している。つまり、遺伝的あるいは出産した親が育てられない子どもの養育を目的とした養子の養親決定において、子どもの利益を優先させてきた流れを、技術によって生じた親子の決定によって後退させかねないということである。

　日本の不妊治療では、親の利益の拡大が議論の焦点であり、子どもの利益がそれほど重く考えられていないと、私は思っている。かつて行った調査[4]でも、不妊治療を行っている女性がその目的として「子どもを育ててみたい」を第一に掲げているにもかかわらず、養子はいやだ、と答えていた。また、アメリカの代理母に産んでもらった子どもをもつ親は、代理母とのコンタクトをほとんどとらないという（Mahoney［1995:35-36]）。子どもの利益や援助してくれた他の女性への配慮がまったく感じられない。親個人の欲望と利益だけが優先されているとみえる。養子はその成長過程において少なからず葛藤を抱えるものであろう。しかし、技術によって生まれた子どもは、自分のアイデンティティの形成においても不安と葛藤を伴うことになる。

（2）生殖におけるセルフコントロールと社会的規制

　新生殖技術をめぐるジェンダー的葛藤は、生殖における個人の欲望と子ど

もの利益との間の葛藤、代理母（女性が生殖の道具化される）に現象しているように、女性間の葛藤がアメリカ社会では主として考えられていることがわかる。

　アメリカのフェミニズムは、技術が開示した未知の生殖がもたらす事態にどのような方向を示しているのか。パーディは、生殖をめぐって女性たちが現実に直面している新しい事態に対し、フェミニズムはその問題の核心をつき、女性によりよい人生の自己コントロールが可能な方向を示すことがその責任であるという。

　女性が置かれてきた生殖における歴史的環境は新たな子産みの可能性の前に、パーディのことばに従えば、「すべりやすい坂道（slippery slope）」（Purdy［1996 : 86］）となる。この坂道とは、繰り返されてきた、「女性の人生の意味」である。つまり、子どもをもつことの幸福や一人前という言説、夫に遺伝的子どもを授ける義務の言説等々、こうした言説によって構造化された社会において、勢い女性は子産みを必然化しがちである。新たな技術によって子どもをつくることばかりに夢中になりがちだが、子産みののちの人生を考慮する必要がある。

　パーディは次のような提案をしている。新しい技術を前にして、現在、女性は子育てをめぐる社会的闘争の渦中にいることを自覚すること、そして子どもをもつことを時に慎むことや、子育てを引き受けるかどうかという選択の訓練をすることが道徳的に望ましいというフェミニズムからの提言に耳を傾けるべきである、と（Purdy［1996 : 86］）。

　このような提言がなされるのは、フェミニズムがあらゆる女性（貧富・人種などを問わない）の権利を拡張することを目的としているからである。たとえば、代理母のような生殖サービスを受けるという選択は、自分だけの欲望に他のすべてを従属させるエゴイズムであり、「自分の選択の道徳的重要性」に気づくべきであるという。だが、あらゆる技術を用いても子どもをもちたいと望む女性の欲望を個人の欲望だけに還元することはできない。それは、「子産み」を必然とする生殖をめぐる社会的構造がいまだあるからである。

　また、パーディは、社会政策の観点から、新しい技術は利益が潜在的危険に勝るかぎりにおいて認めるよう規制すべきであると主張している。さら

に、その規制が不利益をこうむる人に配慮がなされるものでなければならないことを力説している。

　現実に生殖技術の臨床は次々と新しい選択肢を提示している。個々の女性が自己の人生をよりよく生きるために、また女性同士を分断しない、完全なインフォームド・チョイスの機会が提供されるように援助することがフェミニズムに求められていると、パーディは結んでいる。

【注】

1　17、18世紀にも結婚年齢の上昇、性交中断というバースコントロールがあった。

2　与謝野晶子は、「『産児制限』と云う言葉は外面的で面白くない。私は『優生学的節制』と云いたい」と述べている（1922「最近の雑感」（『明星』）より、鈴木尚子編、1985『資料戦後母性の行方』ドメス出版、p.46）。

3　詳しくは、菰田麻紀子、1996『代理母出産』近代映画社、参照。

4　これは、1997年に筆者が「出産したばかりの女性」の不妊治療に対する自然観の調査」（研究代表：浅井美智子「出産の『自然観』に関する研究」山梨県立看護短期大学共同研究費助成研究成果報告書、1997）から得られた結果である。

【参考・引用文献】

浅井美智子、2002「生殖技術と自己決定─代理母のエシックス／ポリティクス」金井淑子・細谷実編『身体のエシックス／ポリティクス』ナカニシヤ出版。

Callahan, J.C. 1995 Introduction: Electing and Preventing Birth, in Callahan J. C. (ed.) *Reproduction, Ethics, and the Law*, : Bloomington : Indiana University Press.

菰田麻紀子、1996『代理母出産』近代映画社。

Mahoney, J. 1995　Adoption as a Feminist Alternative to Reproductive Technology, in Callahan J.C.(ed.) *Reproduction, Ethics, and the Law*,: Bloomington: Indiana University Press, pp.35-36.

Purdy, L. M. 1996 *Reproducing Persons: Issues in Feminist Bioethics*, Ithaca, NY: Cornell University Press.

Ryan, M. j. 1990 *The Argument for Unlimited Procreative Liberty: A Feminist Critique*, Hasting Center Report 20 No.4.

Tong, R. 1997 *Feminist Approaches to Bioethics*, Boulder, Colorad: Westview Press.

第8章

「生殖補助医療法」、積み残した問題

1．はじめに

　2020年、「生殖補助医療法（生殖補助医療の提供等及びこれにより出生した子の親子関係に関する民法の特例に関する法律）」が制定された。これまで長きにわたり法の埒外に置かれてきた AID（提供精子による人工授精）によって生まれた子ども、提供卵子や提供精子によってつくられた胚の体外受精により生まれた子どもの親子関係がこの法によって定まったことになる。本法の第一章総則、第一条（趣旨）の末尾に「子の親子関係に関し、民法（明治二十九年法律第八十九号）の特例を定めるものとする。」とある。しかし、この法の制定はあまりに遅かったと言わねばならない。1949年以来、行われてきた AID によって生まれた子どもの法的地位が70年以上放置されてきた事実は重い。また、この法は、明治29年の親子関係法を規定する民法の特例である。明治以降、親子関係を決する法は変わっていないということである。この新法は実際に行われている生殖技術による子産みに即したものだろうか。本章では、「生殖補助医療法」における提供配偶子による生殖の問題点を指摘し、また、代理出産が法的に肯定される前に禁止することが必要であることを主張したい。

2．配偶子の提供者を明らかにすることの意味

　今日、先端生殖医療は、提供配偶子による体外受精だけでなく、代理懐胎出産、死後生殖、子宮移植[1] など、飛躍的に進歩をとげている。日本では、生

殖補助医療が未解決の問題を多く含んだままの状態で進められてきた。たとえば、第三者が介在する生殖補助医療によって生まれた子どもたちの遺伝的ルーツの開示はどうするのか、国境を越えて、経済格差を利用してやむなく行われている卵子提供や代理出産を日本人は購入してよいものか。また、それによって生まれてきた子どもたちの問題―情報開示やアイデンティティ形成など―は放置されたままである。

　つまり、本法が制定されたからといって、この法に記載されていない代理出産によって生まれた子どもの法的地位は定まらないのである。また、事実上、国をまたいで行われている卵子や精子の売買、代理出産などによって生まれた子どもの法的地位についても同様である。さらに、本法の主体である第三章（生殖補助医療により出生した子の親子関係に関する民法の特例）は、問題含みである。

第九条（他人の卵子を用いた生殖補助医療により出生した子の母）
　女性が自己以外の女性の卵子（その卵子に由来する胚を含む。）を用いた生殖補助医療により子を懐胎し、出産したときは、その出産をした女性をその子の母とする[2]。

　まず、卵子を提供する人への言及がない。つまり、提供者の法的位置が明白でない。これは精子提供者も同様である。ただ、提供精子による人工授精、体外受精とも、第十条で、「妻が、夫の同意を得て、夫以外の男性の精子を用いた生殖補助医療により懐胎した子については、……その子が嫡出であることを否認することができない」としている。この法が親子関係を規定することが目的としてある以上、提供者について言及がないことは法の性質上やむをえないかもしれない。しかし、生まれてくる子どもの立場からみるならば、自己の遺伝的ルーツを知ることは重要である。提供精子による生殖で生まれたサラ・ディングルは、その著書『ドナーで生まれた子どもたち』[3]の中で、次のように言う。

　　「子どもたちには生物学的な親や兄弟姉妹を知る権利、また接触を求める

権利があります。」[4]「大人になって興信所を通して情報を得るのではなく、初めから知るべきなのです。それが保障されない権利は、医師や依頼した親やベビービジネスの役に立つことはあっても、子どもには何の意味もありません。」[5]。

　提供精子や卵子、提供胚による生殖を容認し、親子を法的に定めるならば、提供者のプロフィールや病歴などの個人情報は、生まれてきた子どもが必要とすれば開示されることは必然であろう。私も「生殖身体のドネーションの検討」において、「人工的に生まれることの不安」について検討した[6]。提供精子によって生まれた人は、「モノ、技術からできていると感ずる」[7]「親との信頼関係が壊れた」[8]「自分のアイデンティティが崩れた」[9]等々、自己の存在不安を多く抱えているのが現実である。

　配偶子を提供した人に、提供配偶子で生まれた子どもの親になれと言っているのではない。生まれた子どもの自己存在根拠―遺伝的ルーツ、なぜこのようにして生まれたのか、その子どもは望まれて生まれてきたということなど―を説明することは、他者の精子や卵子、胚を用いて子どもをつくる以上、最低限の倫理である。日本で初めてできた「生殖補助医療法」だが、ドナー情報の管理や告知については検討事項とされており、言及されていない。長く続いてきた AID だが、ドナー情報は開示されないし、場合によっては破棄したところもあるという。

3．売買される「精子・卵子・胚」

　「生殖補助医療法」により、提供精子、提供卵子、提供胚による生殖が法的に承認されたとはいえ、その運用には難題が山積している。1949年から行われてきた AID、提供卵子や提供胚による生殖もできないこともない。国内でできなければ、エージェントを通して海外で行うこともできる。その場合、多額のお金がかかることは言うまでもないが、州によって自由に卵子や精子を選択することができるアメリカでは、精子や卵子が売買されていることは

よく知られている。日本にいてさえ、ネットを通して売買される精子や卵子
の情報を売ることは容易である。このように、事実が先行している提供配偶
子による生殖を前に、日本の新しくできた「生殖補助医療法」は法として機
能するのだろうか。海外で行われている、エージェントを通した非配偶者間
生殖や代理出産をこの法に適応させることはもはやできないのではなかろう
か。

　実際にこの法を運用しなくてはならないのは医療の側である。日本産科婦
人科学会（以下、「日産婦会」と略記する）は、提供配偶子を用いる生殖医
療に関する検討委員会を設け、「精子・卵子・胚の提供等による生殖補助医
療制度の整備に関する提案書」[10]を公表している。この中に「公的管理運営機
関の設置について」という項目がある。ここで、同学会は、この機関で管理
運営される事項をいくつか挙げている。その中に「精子・卵子・胚の提供体
制の整備」[11]という項目がある。ここに提示されているのは、精子・卵子・胚
の提供者の登録やマッチング業務の他に、「提供者の確保」と記されている。
しかし、提供者を確保する方法として記載されているのは、すでに凍結保存
されている卵子や胚であり、広く提供者を求めるものではない。精子提供に
関しては従来のAIDと同様ということか。

　しかし、このような方法で配偶子や胚を提供する人を求めてもボランティ
アで自己の配偶子を提供する人がいるだろうか。精子提供に関しては、AID
のためのキットが売られており、医療機関を通さずに子どもをもうけること
がすでに可能である。ボランティアであろうと有料であろうと、精子提供し
た人の情報や管理は不可能である。

　また、有料で卵子を提供するエージェントは世界中にある。日本で初めて
できた「生殖補助医療法」だが、これまで金銭を媒介とした精子や卵子・胚
のやりとりや、代理出産が、この法の成立を契機になくなるとは考えられな
い。この法が法として機能するにはあまりにも課題は多い。たとえば、提供
配偶子を得て出産したいと考えている人はどのような人なのだろう。子ども
をもちたいと考えている人は、正式に婚姻関係にある男女だけではないだろ
う。

4．子どもを求める多様な人々

　日産婦会は、2022年１月26日から２月15日の期間、「生殖・周産期医療に
関係する生命倫理を考えるに際しての日本産科婦人科学会の基本姿勢」に対
し、パブリックコメントを求め、その結果を公表した。結果は日産婦会「会
員」と「一般」に分けられている。「一般」からのコメントに「同性カップ
ル」「セクシュアルマイノリティ」からのものが目立つ。もちろん、不妊治療
を行っている人、未婚の人も含まれているが、同性同士のカップルが子を欲
しているというコメントが多くあった。

　この日本初の「生殖補助医療法」は、法の適用者を男女、しかも「夫」と
「妻」という用語を用いており、同性カップルどころか暗に「婚姻関係にある
男女」を想定していることがわかる。したがって、日産婦会は、多くの同性
カップルからの提供配偶子による生殖への要望が寄せられたことに驚いてい
るかもしれない。同学会はこれらのコメントにどう応えるだろうか。

　また、不妊治療当事者の男性から「商業主義の排除」についての意見があ
る。「生まれてくる子の福祉が優先され、Reproductive Health/Rights や人間
の尊厳が守られ、優生思想が排除され、安全性に十分配慮がなされる環境下
であれば、商業主義を排除する必要はない」というものである。たしかに、こ
れまで日本国内でほぼ不可能であった「提供卵子による生殖」や「代理懐胎・
出産」は、おおむね外国で行われてきた。多くは経済格差を梃子に実施され
ている。日本人の多くがそれを利用してきたし、今も利用している。「生殖
補助医療法」によって提供配偶子や提供胚による生殖が可能になったとはい
え、それらを商業ベースで行うことを法的に容認することは難しいだろう。

　しかし、このコメントを取り上げる理由は他にある。つまり、日本の政府
や日産婦会は他者が介在する生殖医療を認めたくないのではないかというこ
とである。ここに、日本社会が、いや政治が強固に守ろうとしてきた「家父
長的家族観」がみえはしないかということである。

5．おわりに

　この「生殖補助医療法」には大きく二つの問題がある。ひとつは、この法に依拠した生殖医療が明らかに婚姻した夫婦を対象としていることである。この法に対して日産婦会が求めたパブリックコメントでは、図らずも生殖補助医療を欲している人々が、婚姻関係にある夫婦ばかりではないことを明るみに出した。「生殖補助医療法」が内在的にもっている「生殖観」「ジェンダー観」「家族観」と現実に生殖補助医療によって子どもをもちたいと考えている人々の性愛や家族観が必ずしも一致していないということである。

　日本では、1949年に初めて行われた AID による子どもが、1983年には初めて体外受精児が誕生した。それでも生殖医療は無法状態であった。2020年、ようやくできた生殖補助医療法だが、提供配偶子による生殖を切実に求めているのは、この法が対象としていない人々であった。日本社会における家族や性愛のかたちはすでに多様化していることは明らかである。したがって、この法が対象としてない人々が第三者に依拠する生殖を望む場合は、これまで通り、多くのエージェントを通して購入してくるということになるだろう。だが、第三者に依拠して生まれてくる子どもの親子関係の中で提供者をどう位置づけるか、結局定まらないままである。

　第二の問題は、配偶子、とりわけ卵子の提供者をどう位置づけるか、またその健康へはどう配慮するか、この法は明記していない。精子提供と異なり、卵子の提供は提供者の身体を深く侵襲する。その結果、自身の子どもを産めなくなったり、命を落とすこともある。こうした問題にどう対処するのか、法は何も示していない。また、この法は代理出産に対し、一切言及していないが、その試行を禁止してもいない。世界的に商業ベースの代理出産がさまざまな問題を起こしてきたことが明白な現在、この日本初の「生殖補助医療法」に、「代理出産禁止」を入れるべきである。とりわけ商業ベースの代理出産は、貧しい国の、貧しい女性を搾取する以外の何ものでもない。代理出産を行った女性たちの語りを収録した『こわれた絆─代理母は語る』[12]は、代理出産を行った女性たちの悲痛な声を収録している。日本人は、地球規模で商業的代理出産によって子どもをもうけ、また、日本人の代理母依頼者が

起こした問題も少なくない。なかでも2014年、タイで起きた日本人独身男性による「赤ちゃん工場事件」[13]がある。この事件は自分の精子による子どもを多量に産み出した事件である。この年、タイでは「ベビーガミー事件」[14]という、代理出産により生まれた子どもを、障害を理由に引き取らなかった問題も発生し、外国人のための代理出産が禁止された。女性の経済格差が広がるばかりの日本で、日本人女性が富裕な女性の代わりに子どもを代理出産するということも起こるだろう。

　最後に、他者の身体を侵襲し、経済格差を梃子に、第三者が介在する生殖によって生まれてきた子どもや配偶子の提供者、代理母にも目を向けるべきであることを明記したい。生まれた子どもは自分の生物学的ルーツや代理母の存在を知らされず、また法的にもその関係は存在しないことになる。とりわけ、提供者の身体を侵襲する卵子提供や代理懐胎・出産は、法的にも実質でも禁止されるべきだろう。

【注および参考・引用文献】

1　2022年11月24日、本論作成中、慶応義塾大学グループが国内初の子宮移植を申請したと報道された。この報によると、親族から提供された子宮を移植し、その後受精卵を移植するという（NHK ニュースより）。

2　以下、下線は筆者。

3　サラ・ディングル、2022 渡邊真里訳『ドナーで生まれた子どもたち 「精子・卵子・受精卵」売買の汚れた真実』日経ナショナルジオグラフィック。

4　同上書、p.457。

5　同上書、p.457。

6　浅井美智子 2019、『日本における生殖医療の最適化』大阪公立大学共同出版会。

7　同上書、p.98。

8　同上書、p.99。

9　同上書、p.99。

10　2021年6月8日、日産婦会は、「精子・卵子・胚の提供等による生殖補助医療制度の整備に関する提案書」を公表した。

11　同上資料、11ページ「3 精子・卵子・胚の提供整備」より。

12　ジェニファー・ラール他、2022、柳原良江監訳『こわれた絆―代理母は語る』生活書院。

13 日本人の独身男性が自分の精子による子どもを大量に代理母に出産させ、育てている
　という事件（「赤ちゃん工場事件」と称されている）である。告発された後、男性の母
　親が子どもたちを日本に連れ帰ったとの報道もあるが、その後どうなったのかは不明で
　ある。
14 「赤ちゃん工場事件」と同じころ、同じタイで起こった「ベビーガミー事件」がある。こ
　の事件は、2013年、オーストラリア人の夫婦が依頼した代理出産だが、生まれた男女の
　双子の男児に遺伝的病いがあり、女児だけを引き取ったが、代理母が依頼者に対し、女
　児も代理母の下に戻すよう、2014年、オーストラリアの家庭裁判所に訴えた事件である。

結びに代えて

　体外受精などが当たり前のように行われるようになった今日、日本の生命倫理の議論は今でも低調である。2020年、日本で初めて「生殖補助医療法」が成立したが、その運用は前途多難である。この法を作ったことで、これまでさまざまな手段によって、また金銭を媒介にして行われてきた生殖─提供精子や提供卵子、提供胚などによる生殖、また、代理懐胎出産など─はどうなるのだろうか。

　橳島次郎氏が指摘するように、国の「科学技術会議生命倫理委員会」は、人の胚を用いる研究や扱いを三つに分け、とくに生殖技術の開発に用いられる胚研究や生殖技術の開発研究は日本産科婦人科学会などによる自主規制に委ねてきた。また、同学会は生殖技術の研究だけでなく、その臨床をも独自のルールによって牽引してきた。

　しかし、このルールの基本方針は、AID、体外受精ともに法的婚姻関係にある夫婦に限り実施できるとするものであった。AID は精子提供者を隠蔽したままであった。この基本方針に反する生殖─提供卵子や提供胚による生殖、代理出産、死後生殖など─も行われてきたが、法規制することなく、実に70年以上にわたって人工生殖は行われてきたのである。2020年、ようやく日本初の「生殖補助医療法」が成立した。あまりに長きにわたり、無法状態で生殖補助医療が行われてきたため、本法律は機能しないのではないかと危惧される。

　私は専門外であった先端生殖医療の研究を始めたのは1989年頃であった。およそ30年の時を経て、「試験管ベビー」と称された体外受精は、今では、普通の不妊治療のひとつとなった。変わったのは、この技術により、広義の「不妊」の人々が子どもをもつことを可能にしたことである。その結果、「子どもの誕生」に複数の人間が関わることになり、生まれた子にとって、「親」とはだれかが決定できない。また、複数の人が関わる生殖によって生まれた子のいる家族─そのような人々の集団を「家族」と呼んでいいかという疑問なしとはしないが─において、従来の「親族名称」が無効であるということ

も生じている。

　しかし、日本の家族法は、根強い「家父長制」ルールに依拠してきた。新しくできた「生殖補助医療法」もこのルールに従っていることはたしかである。この法をよりよく変えていくことが必要であろう。また、その際、生殖、出産は「代理」できるものではないことは明記しておきたい。つまり、「代理出産」は禁止することこそが重要である。

【初出一覧】

はじめに　（書き下ろし）

第1章　日本の「生殖補助医療法」は機能するか？（書き下ろし）

第2章　生殖技術と家族　（江原由美子編『生殖技術とジェンダー』1996年　勁草書房）

第3章　生殖技術とゆれる親子の絆　（藤崎宏子編『親と子　交錯するライフコース』2000年　ミネルヴァ書房）

第4章　生殖と家族―身体の物象化をめぐって　（『神奈川大学評論38』2001年）

第5章　生殖における身体観の変容――新生殖技術が開示する親子観の行方――　（『松蔭女子大学紀要』第2号、2002年）

第6章　生殖技術と自己決定――代理母のエシックス／ポリティクス――（金井淑子・細谷実編『身体のエシックス／ポリティクス』ナカニシヤ出版　2002年）

第7章　ジェンダーフレイムから見た新生殖技術　（上杉富之編『現代生殖医療　社会科学からのアプローチ』世界思想社　2005年）

第8章　「生殖医療法」、積み残した問題（書き下ろし）

結びに代えて（書き下ろし）

　　　　　（なお、上記論文は、出版元―出版社、大学など―の掲載許可を得ている。）

【著者略歴】

浅井　美智子（あさい　みちこ）
お茶の水女子大学大学院博士課程単位取得退学。専門は社会哲学、ルソー思想、ジェンダー論。
主な著書、論文：編著『つくられる生殖神話』（制作同人社）、「ジェンダー」（宮島喬編『現代社会学』）、「ジェンダーフレイムからみた新生殖技術」（上杉富之編『現代生殖医療―社会科学からのアプローチ』世界思想社）、「生殖技術と家族」（江原由美子編『生殖技術とジェンダー』勁草書房）、「ルソー思想における性と生殖」（『女性学研究25』大阪府立大学女性学研究センター）、『日本における生殖医療の最適化』（大阪公立大学共同出版会）、他。

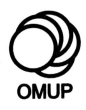

大阪公立大学出版会（OMUP）とは
本出版会は、大阪の5公立大学－大阪市立大学、大阪府立大学、大阪女子大学、
大阪府立看護大学、大阪府立看護大学医療技術短期大学部－の教授を中心に
2001年に設立された大阪公立大学共同出版会を母体としています。2005年に大
阪府立の4大学が統合されたことにより、公立大学は大阪府立大学と大阪市立
大学のみになり、2022年にその両大学が統合され、大阪公立大学となりました。
これを機に、本出版会は大阪公立大学出版会（Osaka Metropolitan University
Press「略称：OMUP」）と名称を改め、現在に至っています。なお、本出版会
は、2006年から特定非営利活動法人（NPO）として活動しています。

About Osaka Metropolitan University Press (OMUP)
Osaka Metropolitan University Press was originally named Osaka Municipal
Universities Press and was founded in 2001 by professors from Osaka City
University, Osaka Prefecture University, Osaka Women's University, Osaka
Prefectural College of Nursing, and Osaka Prefectural Medical Technology
College. Four of these universities later merged in 2005, and a further merger
with Osaka City University in 2022 resulted in the newly-established Osaka
Metropolitan University. On this occasion, Osaka Municipal Universities Press
was renamed to Osaka Metropolitan University Press (OMUP). OMUP has
been recognized as a Non-Profit Organization (NPO) since 2006.

「家族」を変える体外受精
「生殖補助医療法」は機能するか

2023年3月25日　初版第1刷発行

著　者　　浅井美智子
発行者　　八木　孝司
発行所　　大阪公立大学出版会（OMUP）
　　　　　〒599-8531 大阪府堺市中区学園町1－1
　　　　　大阪公立大学内
　　　　　TEL　072（251）6533　FAX　072（254）9539
印刷所　　和泉出版印刷株式会社

ISBN978－4－909933－49－2